U0054260

婦寶

完全解決

一百一十六種

女性常見

經典食療

養氣×美容×補血×調經×求孕 一次到位！

朱惠東／編著

陳品洋／編審

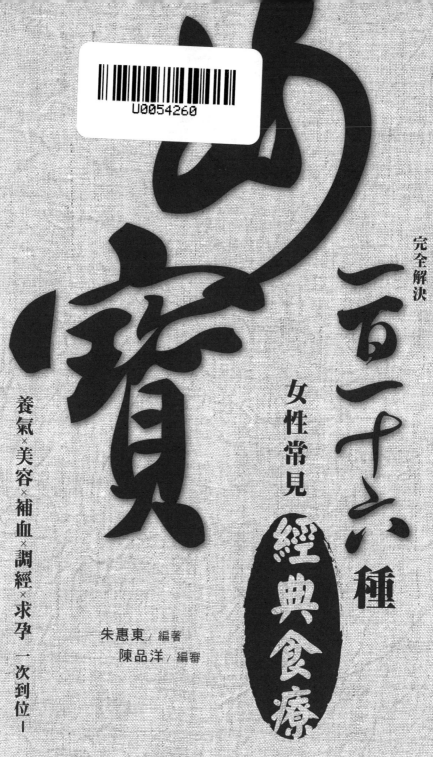

目錄

【編審總序】

追求長壽健康之道

陳品洋

唐代醫聖藥王孫思邈曾提出，藥物性質比較剛烈，如殿前御兵，用藥物治病怯邪的同時，人體正氣也會受到損害；而食治性質較為柔和，能安臟腑、悅神爽志、資生氣血，因此主張治病時應先採食療平疴遣疾，食療不癒，然後命藥，並將能否靈活運用食療治病，做為衡量醫生水平高低的標準。

現今中醫藥業 cGMP 製造各式現成方劑普遍流通，各種醫藥書籍的普及出版更方便民眾自我學習，因此像是柴胡疏肝湯、麻黃桂枝湯、龜鹿二仙膠等藥名與療效，大多略有耳聞，民眾自然有過親身嚐試的經驗。

調養怯病的正途

還記得前陣子鬧得沸騰的新聞事件，有位中醫師長期服用龍膽瀉肝湯，罹患尿毒症，須終身洗腎。因而懷疑中藥某些組成成份有毒，偏西醫的言論便要求禁用某些組成藥物。

從以上案例可知，連專業中醫師都會因不當使用中藥，造成身體無法彌補的傷害，更何況一般民眾隨便以身試藥的風險？

藥物有「矯正偏性的能力」，例如受寒用溫熱藥，氣滯血瘀則用疏通活血藥。身體講究的不過就是「平衡」二字，過當使用便成「矯枉過正」了。

醫聖藥王孫思邈可說是食療學的宗師，其醫學巨著《備急千金要方》有「食治」專篇，不僅將食療的地位提升至藥治之上，還對五臟所宜食法、五臟病五味對治法，與老年食養法等做了詳盡闡發，並介紹一百六十二種果蔬、穀米、鳥獸等常用食物的性味、功效、服食宜忌等，以及它們對五臟的補益和疾病的防治作用。

身體有其自癒求生的能力，因而先使用較溫和的食療，會比一下子就用峻藥求速效，較不會干擾及破壞身體的免疫機制。就好比感冒，現今明白不要急著用抗生素壓制病毒，才是調養怯病的正途！

老中醫坐診，女性惱人症狀一次解決

《女寶：養氣×美容×補血×調經×求孕一次到位——完全解決一百一十六種女性常見經典食療》正是一本健康實用、值得收藏的手邊書！

繼第一冊《固本：一百個中醫經典老偏方，疾病掃光光》廣受好評之後，這次針對婦女常見煩惱問題，老中醫親自坐診，以食療輕鬆幫助女性朋友做好照護療養。

儘管坊間食療藥膳的相關書籍不少，《女寶》具有兩大特點：第一、以說故事的方法描述案例，使人讀來生動有趣，關於食材、器具的準備簡易方便，易於記憶，不會令人感到深奧難解。第二、作者針對個案撰寫辨證論治的原由，做到診察疾病基本方法「望聞問切」，即使是溫和的食療也得奠基於此。

現代女性忙於工作，又需兼顧家務、懷孕、撫養等壓力，於是身心跟著失去平衡。從皮膚長皺紋、長痘、長斑、長眼袋、熊貓眼、便祕，到身材代謝失常、變胖、鬱悶、失眠、視力衰退、氣血不足，甚至經痛、經期不正常、閉經、崩漏、卵巢囊腫、子宮肌瘤、乳腺增生、不孕等，困擾著許許多多女性的日常生活。

壓力造成氣血淤塞，若長期處於壓力狀態，產生的自由基將攻擊五臟六腑，造成細胞變異，形成腫瘤；再加上飲食不加節制，缺乏身體及情志運動，致使營養物質無法轉化而形成氣血不足。然而，氣血為本，「活血養血，化瘀理氣」才是最為重要的照護療養原則。因此，女性朋友針對自身的食療養生指南，就變得極為重要！

食治先於藥治，身體不斷電

筆者曾開設厚生科學中醫診所，一直希望中醫診斷及治療能搭配最新科技儀器輔助。許多中醫基礎原理已由物理學家、生物醫學家大量解秘而普及化，科學家也早已證實「地球幾乎沒有一種變化發生，而不同時顯示出電的現象」、「生命實質上是信息指導下的物質，一種能量轉化的運動過程」。

身體有如一具電動玩具，作為電的訊息接收器與發報器，訊息藉著電磁波載體在身體進出輸送。食物、藥物及喜怒哀樂的情緒，都會影響五臟六腑細胞的電子能階；當身體電磁場偏離，就得進行調控校正訊息，唯有恢復正常訊息軌道，五臟六腑才能重新正常運作，發揮消化吸收的功能。

我們平日飲食攝取的醣類、脂肪、蛋白質，這些營養素分解進入細胞粒腺體後，會進行檸檬酸循環，一直經過電子傳遞鏈，形成所謂生物電池 ATP，便是人體從飲食有形物質轉換的主要能量來源。

除了「有形物質營養能量」以外，俄籍華人「場導理論」科學家姜堪政長年驗證提出「人類也需要無形訊息營養」，身體與他人、大自然動植物、聲光電熱磁的「情志接觸交流」都影響了「電訊息營養品質」。

姜堪政及許多專家實驗證實，攜帶訊息的生物電磁場療法，影響細胞生理作用所發揮的特殊醫療效果，與中醫補氣益氣的效果十分相似。筆者相信這種源頭訊息療法的重要性，將日益為人所了解。

繼而進入有形物質營養階段的食療，對感染一般雜症的身體能產生溫和電磁氣訊息，再次印證了醫聖藥王孫思邈，千年前已大力提倡的「食治先於藥治」！

一網打盡切身之症，追求長壽健康之道

《女寶》共分成八大主題，一網打盡女性常見問題，除了描述了老中醫的問診過程、病理剖析，最重要的是公開針對各種病症的食療處方，身為女性一定要了解，體貼的男性不能不知道！

本書將女人常見切身之症一網打盡，囊括了養氣、美容、瘦身、嫩膚、補血、經期困擾、孕前孕後、上班族養生等問題，採用中醫溫和的膳食療養，手邊收藏一本，方便恢復身體自癒求生的能力，提升免疫機制，正是怯病養生之道。

而且不僅女性適用，身為人父、人夫、人子或友人的男性也需要了解，甚至許多食療處方對於男性一併適用，特此推薦給所有愛護身體，追求長壽健康之道的朋友們。

陳品洋

學歷：台灣大學經濟系畢業、廣州中醫藥大學碩士班研究、美國大衛大學自然醫學博士班研究

經歷：厚生科學中醫診所前執行長、中華亞太學術文化交流促進會理事、台灣亞太健康管理協會吳興分會長暨健康管理師、公共營養師、山嵐雲月室內裝修有限公司負責人

簡述：致力全方位身心靈的健康平衡與管理

【推薦序】
食療，一種理想的選擇

陳泰瑾

《女寶：養氣×美容×補血×調經×求孕一次到位——完全解決一百一十六種女性常見經典食療》基於藥食同源的概念，假如治療一種病，我們不需要用藥物，而用藥膳的方式來處理，不失為一種理想的選擇。

坊間有不少藥膳兼具療效的書籍，雖然圖文俱佳，看似可口，然而藥膳最主要的作用，還是在於它的「療效是否確實」，這才是最大的重點；其次，才是美味與否，畢竟良藥總是苦口。當然，如果能讓療效與美味兼得，那真是大眾求之不得的一樁美事！

筆者審視書中各個主題及內涵，發覺此書是經由經驗豐富的中醫師蒐集並撰寫，每位中醫看診的過程與歷練皆不同，本書作者能將其外公畢生看診經驗，結合自身醫藥學理，予以簡化成家家戶戶均可看懂的治病良方，而且對於每種藥膳的藥效剖析、各種食物的屬性辨明，與人體的各種症狀反應互為搭配，精細的解釋與闡述，相信大家讀後必定會有極大迴響與收穫。

如果每個人家中均備《女寶》，相信能解決人身病痛問題於初步。

書中除了有關治療的部分，尚且收錄許多女性美容、養顏、抗衰老的保健祕方，方中均有中醫學習的解說與依據，以現代人來說，不褪流行的三種醫學主題：一、養顏美容；二、抗衰老；三、壯陽事；此書可說是切中時代的需求脈動，筆者並未方方親自試驗，以求其應驗的程度，然則以一個老中醫所蒐集的驗方而言，得來實屬不易，且其心志毅力的付出可謂不少。

在此推薦與各位讀者參考，希望大家都能享受健康幸福的人生。

陳泰瑾　中醫師謹誌于　常春藤中醫診所

陳泰瑾　醫師

學歷：中國醫藥大學中西醫學系畢

經歷：常春藤中醫診所院長、北市陽明院區主治醫師、中醫師全聯會主任委員

【推薦序】

中醫的「博大」與「精深」

蔡志一

擔任老人大學教授八年，自己也教保健養生及針灸十多年，對於老一輩的民俗方式及自然療法經常有互動，發現老中醫的經驗中也就包含了這些千年智慧。

《女寶：養氣×美容×補血×調經×求孕一次到位——完全解決一百一十六種女性常見經典食療》有著老中醫的實務經驗，同時隨著時代改變及文化衝擊，有了更順應現代的作法，非常推薦所有愛好知識的讀者吸收玩味。

中醫的「博大」與「精深」，可以在此一窺究竟。

蔡志一　博士

學歷：瑞士維多利亞大學運動與休閒管理博士、美國普瑞斯頓大學健康管理博士、國立台灣師範大學運動與休閒管理碩士、國立台灣師範大學衛生教育碩士

經歷：加拿大溫哥華針灸醫師、臺灣亞太健康管理協會理事長、新世紀形象管理學院副院長、台灣發展研究院國際文化交流研究所副所長

【推薦序】用食療輕鬆調理養身

賴鎮源

在眾多食療相關書籍中，欣見這套蒐集老中醫問診的食療智慧經驗方，作者以故事案例敘述，並加以辨證論治，即使溫和如食療方式，也是非常重要、不可輕忽。

現代人服用繁雜又易有副作用的藥物及保健品，都忘了博大精深的中國傳統醫學，若能向前人取經，汲取寶貴有效經驗方，融入生活，即可輕鬆調理養身。

賴鎮源　醫師
經歷：中國傳統醫學會理事長、合元中醫診所院長、廣州中醫藥大學醫學博士

第一章

養氣女人

調息理氣，人靚聲甜不是夢

思慮過甚首傷肝脾，肝脾出了問題，整個身體就開始失調了，表現在外就是面色青白、氣血不足、健忘憂慮、神思不寧。如果得不到及時的休息，那麼失眠、月經不調等更進一步的症狀就會接連出現。

倩倩近半年來都睡不好，常常夜半無故驚醒，還伴有心悸、神經衰弱的症狀。

老中醫：「這是由於勞神、思慮過度而傷了肝脾，所引發一連串的身體不適！」

一、心悸、神經衰弱

【老中醫問診記】

深受困擾的倩倩，每當天色微亮時就再也無法入眠，導致白天工作難以集中精神。在同事建議下來給外公看診，外公看到她臉色青白，嘴唇顏色黯淡，便知氣血不足。一問具體情況，得知倩倩半年來職位獲得升遷，工作量也跟著加倍。強大工作壓力之下，出現了月經不調等症狀，但因為連日繁忙才沒有及時前往醫院診查。

雖無大病症，但若是不及時調養，身體將繼續衰弱下去。

對此，外公建議她先暫時休養一段時間，推薦每日燉煮龍眼粥服用，以此調補氣血，護肝養脾，幫助消化功能的恢復。然而倩倩擔心龍眼吃多了容易上火，外公要她安心，像現在這樣氣血不足，思慮過度，需要龍眼來安神、生津、益氣。

此外龍眼補血，對女性月經失調等症狀也有一定的恢復作用。外公還建議她平日裡要多食用棗類、菌類，不要給自己太大的工作壓力。

大概半個月後，倩倩來外公處複診，面色不再青白，神情也沒有上次那麼疲憊了，龍眼粥效果可見一斑。外公讓她繼續用龍眼粥食療。又過了二十多天，當倩倩再來的時候，簡直和第一次判若兩人，臉色紅潤、氣色頗佳，直說龍眼粥的效果真好，現在晚上經常一覺到天亮，白天工作起來也充滿活力。

【老中醫病理剖析】

中醫理念，補氣血、助肝脾的龍眼，去皮曬乾，方成龍眼，乃補血益氣之翹楚。

現在社會工作壓力越來越大，思慮過甚首傷肝脾，肝脾出了問題，整個身體就開始失調了，表現在外就是面色青白、氣血不足、健忘憂慮、神思不寧。如果得不到及時的休息，那麼失眠、月經不調等更進一步的症狀就會接連出現。

很多像倩倩這樣的例子，往往體質虛弱而不自知，忽略身體發出的警訊。此外，一般人對龍眼多有誤解，擔心龍眼太旺火，吃了怕長痘、發胖，完全不顧自己現在的身體虛弱成什麼樣子。雖說大量服用龍眼可能太過燥熱，但是龍眼混合粳米，則是補氣血良方，裡面的龍眼剛好符合身體需要。此外粳米養胃，性溫和，也能調補龍眼之火氣。

中醫養氣、補血是長期的過程，因此龍眼粥必須長期服用才能看到療效。調養的過程，必須放鬆精神，多休息，不然氣血回湧而難入體內，也不利於身體的恢復。濃茶、咖啡、酒等刺激性飲品也應禁止，提供身體自然的恢復期。

經典食療

龍眼粥

【食材】龍眼約三十克，粳米一百二十克，白糖十克（可根據個人口味增減，但不宜過多）。

【做法】將龍眼、粳米洗淨浸泡後，加適量水，一起放入鍋中，文火慢燉半個小時。

二、記憶力渙散

「正準備重考的女兒，每天熬夜苦讀，怎知記憶卻越來越壞！」一名焦急的母親，帶著女兒前來求診。

老中醫：「別擔心，這只是壓力過大，加上飲食失衡，以致胃腸失和，難以集中注意力。」

【老中醫問診記】

四月份的時候，雙雙的媽媽帶著她求助外公。由於是重考生，即將面臨第二次大考，加上重考班高手如雲，因此備感壓力，每每熬夜讀到凌晨兩三點，稍微休息後，清晨五點緊接著開始起床複習。

雙雙對外公說，過年後回到宿舍不久，就開始出現腹脹現象，胃口不好，吃得也不多，開始也沒有特別留意，只是後來發現上課越來越難以集中注意力，老師講授的內容也常常忘記，老是恍神。直到三月底的一次模擬考，排名成了倒數，這才驚動了家長。

仔細看了她的脈象、舌苔、面色，外公先安慰這對母女，表示雙雙並沒有大病，只是心脾不足、胃腸失和，人就不免虧虛，健忘呆滯也就無法避免。

外公開了一道調養脾胃虧虛的食療。這道香甜好吃而不膩的龍眼蜜，主原料是龍眼與大棗，加入薑汁蜂蜜燉煮而成，從材料到方法都非常簡單，適合居家服用。

龍眼、大棗都有益於脾胃功能的恢復，補充氣血而益智護心，對學生來說再適合不過。而蜂蜜薑汁也可以增進腦力，體質虛傷神浮的人可以適當服用。

五月底，雙雙母女又來了一次，雙雙看起來精神多了。據媽媽說，她已堅持服用龍眼蜜一個多月，剛開始還沒效果，後來好像一下子好轉起來，不再腹脹，食慾也回來了，恢復氣色。最讓她們開心的是，雙雙近期上課能夠集中注意力，對於大考充滿著信心。

【老中醫病理剖析】

中醫視龍眼蜜為開胃健脾的首選良方。脾胃乃人之根本，若脾胃失和，人體很難從外界攝取到足夠的養分，就容易出現氣虧、心勞、智損的症狀。

此外龍眼蜜乃補物，不宜過度食用，一般每日進食兩到三次，每次取一湯匙服用即可。食用時記得用溫開水均勻化開，則甜而不膩，極易入口。一般而言，飯前食用龍眼蜜的效果好於飯後服用。

人容易在壓力之下出現脾胃失和的情況，若不及時強健脾胃，就會進一步影響身體的各項機能。外公說，健忘、心悸、眠淺、腹脹等症狀，往往就是由心脾不足、脾胃失和而誘發，初始即使症狀輕微，也應及時進行對應診療。

雙雙之所以恢復較為迅速，就是因為在身體剛剛發出訊號的時候，便開始「修補」身體機能。除了龍眼蜜，平時也可適當用龍眼、紅棗泡水服用，這樣也有益智寧心、開胃健脾的效果。

經典食療

龍眼蜜

【食材】薑汁十毫升，蜂蜜兩百克，龍眼三百克，大棗兩百八十克。

【做法】將新鮮的龍眼去殼，與大棗混合，用清水輕柔漂洗，去核，加水入鍋，先大火蒸煮五分鐘，然後換至文火燉煮至龍眼、大棗熟透。開鍋，加入蜂蜜、薑汁適量，燜煮至水沸，關火。自然放置待涼透，方可食用。

「時常頭昏、氣喘，整個人一直懶洋洋地提不起勁，怎麼辦？」

老中醫：「這是由於暑濕入骨，造成體質勞倦而內傷。」

三、手腳冒虛汗

【老中醫問診記】

外公鄰居家的丁丁前陣子出了車禍，做了腿部手術後一直在家休養。丁丁的家人發現手術後的她經常手腳無故發熱，即使在冷氣房也經常冒虛汗。

外公見原本活潑好動的她變得沉默、病懨懨，便察覺到不對勁，問過丁丁的媽媽，才瞭解到她的詳細情況。

丁丁母親憂心忡忡地提到，不知道是不是因為手術的關係，她的腿腳經常浮腫，整個人也病懨懨的，可去了醫院，醫生又說丁丁的腳恢復得不錯。外公仔細替丁丁把了脈，又看了舌苔，發現她體虛而氣弱，又值三伏天，原本尚待恢復的身體被暑氣傷了，而引起氣虛浮腫。

鑒於丁丁尚在術後恢復期，不宜貿然用藥，外公建議丁丁的家人每日燉煮黃芪粥給她服用。黃芪提氣、性平和，特別能暢通肺氣，一點點黃芪就能達到良好的效果。而黃芪粥屬於平補，所以無須擔心進補過剩，身體無法負荷。此外，食用黃芪粥以早晨最適宜，可以振奮一天的精神。

外公還建議，夏天暑氣盛，為了避免濕氣入體，丁丁的家人也可以跟著食用黃芪粥提氣健體。但如果不小心感冒，表邪入體，則陰虛陽亢，與黃芪藥理相悖，此時黃芪粥則不適合食用。

養成食用黃芪粥的習慣後，精神果然一天天好起來，腿腳也不再腫脹了。丁丁還說現在很少有頭昏、頭沉、氣喘的症狀，手腳冒虛汗的症狀也改善很多。

【老中醫病理剖析】

黃芪在中醫裡又被稱為北芪，屬豆科植物，其根部有藥用價值。按照中醫理論，黃芪性質溫和，味甘，乃補氣養血藥物中的翹楚。李時珍《本草綱目》就曾記載過黃芪——「耆者，長也，黃芪色黃，為補藥之長，故名之」，可見黃芪補氣之名自古有之。

有人常拿黃芪與人參相比較。對此外公說，人參乃大補之用，性猛烈，常用於治療裡虛之症；而黃芪補氣作用雖弱於人參，但能固表生肌，治療表虛之症再合適不過，且性溫和，更適合一般民眾。對此也有古方記載，如《本草備要》中就提到：「（黃芪）益元氣，壯脾胃。凡勞倦內傷，脾虛泄瀉，臟器下垂，氣虛血脫，婦女崩漏等，皆可用之。」古籍《本經》也將黃芪列為補氣「上品」藥材。而《日華子本草》更直接點明，黃芪可「助氣長筋骨，長肉補血」。

像丁丁這樣，遭逢手術，又在術後恢復期遇上暑氣襲身，身體「氣」不足，勞倦而內傷，肺氣虛而血脫，正需要黃芪長期補氣，用其藥力化解身上的暑濕之氣。而黃芪可入肺經、脾經，因此可以固表而利水，止汗而消腫。丁丁在服用溫和而能補氣的黃芪粥後，身體好轉，腿腳不再腫脹，也證明了黃芪粥的神奇作用。

此外外公提醒，黃芪本身不能直接入口，需要煎煮黃芪藥汁，用其反復煎煮後的汁水蒸煮大米或粳米，即成黃芪粥。對身體氣弱、病後復原或暑氣重的情況，黃芪粥是再合適不過的溫補之方。

經典食療

黃芪粥

【食材】黃芪三十克，大米或粳米一百五十克，可根據個人食量以及口味增減。

【做法】首先，取黃芪三十克，洗淨，浸泡半小時（水面需高出黃芪）。浸泡完畢，將黃芪水用中火慢燉四十五分鐘左右。燒開後將第一道黃芪藥汁倒出，加入清水，繼續慢燉四十五分鐘，再倒出藥汁。然後將兩次燉煮的黃芪藥汁放至微涼，加入一百五十克大米或粳米，小火熬煮一個小時，成黃芪粥。

四、肺虛氣喘

小蘭兩年前因為感冒拖延太久，未能及時治療而感染肺炎。

雖然現在肺炎治癒了，但每每感冒總是咳嗽難停，吐痰黏稠且滿是白沫。西醫久治不見成效的情況下，小蘭趕緊求助外公，想尋求改善肺部病況的妙方。

【老中醫問診記】

「這是肺氣不足，內裡邪熱，宣降失常。」外公聽完她的描述後做出評斷，因為久病而身體孱弱，精神疲乏，常伴有心悸、氣喘等症狀，講話時口部乾燥而泛紅。

小蘭聽完更著急了，連問外公應該怎麼辦？外公笑道，肺炎雖然痊癒，但是肺部被傷到根本了，所以兩年來症狀才會一直反復，咳嗽不停表示肺有邪火，白痰有泡且黏稠則是因為有虛火灼傷肺部，屬於內熱陰虛之症，常常氣喘證明肺氣不足。

因此需要性質甘平、滋陰補氣的食物，才能長期調養受傷的肺部。對此，外公推薦了羊肺湯。

雖然外公一直擔保羊肺湯可以滋補、順暢肺部，但她還是將信將疑。大概兩個月後，她又來拜訪外公，興奮地說這些日子堅持食用羊肺湯，肺部的情況果然改善許多，咳嗽好了大半，也不再無故心悸、氣喘了。外公看見小蘭精神不錯，身體恢復良好，建議她繼續服用羊肺湯，同時可以在湯中添加一些豆粉、柿霜等，更有助於氣血暢通。

【老中醫病理剖析】

肺部是身體中一個極其特殊且重要的器官，肺部虛弱，則氣血難足，難免身體瘦弱、精神困頓。長期咳嗽，一方面證明肺部有邪火，一方面也會加重肺部負擔。市面上的止咳藥大都治標不治本，無法暢通氣血，無法滋陰清熱，自然也就無法真正的止咳平喘。

羊肺最奇妙的地方在於它本身性質甘平，天生適合肺部的滋補。若能和蜂蜜、柿霜等聯合服用，滋陰暢氣的效果則更加明顯。肺部長期罹患疾病的人，往往陰虛而內熱，也可在羊肺湯中多添加一些杏仁。

小蘭服用羊肺湯幾個月後，身體明顯不再單薄消瘦，和人交談時不會講幾句話便開始咳嗽，也不會稍微走動就氣喘。但值得注意的是，膳食本身不可代替藥物，羊肺湯屬於食療，裨益於病後肺部的調養。

經典食療

羊肺湯

【食材】杏仁十克，羊肺一副，綠豆粉二十克，酥油二十五克，蜂蜜五十克。

【做法】將羊肺浸泡約二十分鐘，清洗髒污，再用清水徹底沖淨羊肺中的血水；將杏仁沖洗乾淨，去皮，拌成細末，同綠豆粉、酥油混合均勻，加入蜂蜜與清水，調至濃稠湯汁狀。將羊肺與調製好的濃汁混合，注意湯汁需蓋過羊肺。將裝有羊肺的容器浸入鍋中，隔水文火慢燉半小時，則成羊肺湯。

五、感冒乾咳

「女兒咳嗽咳不停，吃了感冒藥也不見好轉，不知該如何是好！」小雨媽媽焦急問著。

老中醫：「燉煮川貝釀雪梨，好吃又止咳。」

【老中醫問診記】

小雨感冒了一個禮拜，咳嗽咳不停，吃了感冒藥也不見好轉，而她本身又不喜歡上醫院。無奈之下，小雨媽媽便帶著她來外公這裡問診。

外公仔細詢問了她的症狀，見她咳嗽不停，但卻沒有痰液咳出，食慾也不大好，便知道她的感冒、咳嗽屬於肺部陰虛之症。

因此開了兩服中藥，囑咐小雨媽媽水煎服用。同時外公還建議小雨媽媽，可以替她燉煮川貝釀雪梨，以此幫助止咳平喘，和氣護心。

外公見小雨媽媽對於川貝釀雪梨的功用有些遲疑，便回答這不是治療感冒的藥物，但可以有效幫助止住咳嗽，畢竟中藥見效沒那麼快，而一直咳嗽會傷害肺部甚至心臟；感冒痊癒了也可以繼續服用，幫助損傷的肺部恢復功能。

後來外公偶遇小雨媽媽，聽她說現在遇到感冒卻沒有痰液的情況，都按照外公上次的吩咐，燉煮川貝釀雪梨，特別是天乾物燥的秋天，往年這時候經常口鼻乾癢，就算沒有感冒也容易乾咳。今年她們全家都養成了平日吃一兩個梨子的習慣，秋燥和乾咳緩解了很多。

【老中醫病理剖析】

感冒一般分為肺陰虛和肺陽虛兩種。乾咳而無痰，屬於肺陰虛之症，要止咳潤肺，最合適的莫過於川貝釀雪梨。川貝，自古以來常用於止咳，還可以補中益氣。而雪梨則是養陰清熱的聖品，肺陰虛者往往肺部燥熱，雪梨的潤燥功能剛好對症。因此，川貝釀雪梨止咳平喘效果絕佳。

外公提醒，不是所有的感冒止咳都能服用川貝釀雪梨。如果感冒咳嗽時，痰液多，並且容易咳出，則屬於肺陽虛，不適合食用川貝釀雪梨，否則可能適得其反，止咳不成反而加重病情。

川貝釀雪梨的古方並無糯米，但外公根據自身多年的診療經驗，發現糯米具有溫補益氣的效果。肺陰虛者往往脾胃虛寒，食慾不佳，甚至偶有腹脹、腹瀉的症狀，因此可以適當地在川貝釀雪梨中添加一些糯米，補中益氣，緩解脾胃虛寒。這樣一來，在糯米的幫助下，川貝與雪梨的藥效能夠更好地被身體所利用——畢竟吸收川貝雪梨的臟器正是脾胃。

此外，若平時感覺鼻腔乾燥、瘙癢，偶有咳嗽，可多食用梨子，也有一定的緩解效果。

經典食療

川貝釀雪梨

【食材】川貝母約十克，雪梨五個，冬瓜九十五克，糯米兩百克，冰糖一百五十克，白礬適量。

【做法】將冬瓜去皮，切成小塊備用；川貝母碾碎，白礬置於水中溶化，分別放置在一邊；將五個雪梨去皮洗淨後，從其頂部挖出梨核，然後浸入白礬水中，防止雪梨失去藥效；將糯米淘洗乾淨，燉熟即可；將雪梨用清水漂洗乾淨後放入碗內（也可用熱水燙洗），將先前準備好的糯米、冬瓜、川貝母、冰糖混合，置入原梨核處；將調製好的川貝雪梨放入鍋中，沸水蒸煮至梨爛熟；起鍋，可依個人口味酌加冰糖等。

六、體質虛弱

剛過古稀之年的蘇大媽，稍微著涼便感染風寒，而且總要拖很久才能病癒，十分苦惱。

老中醫：「可試試中醫有名的滋補方，蟲草填鴨。」

【老中醫問診記】

身體逐漸衰弱的蘇大媽，多多少少也吃了一些補品，但成效也不明顯。在好友介紹下找到了外公這裡，想問問有沒有什麼養生方子可以強身健體。

外公仔細詢問了蘇大媽的症狀，聽她的描述，一來近幾年食欲越來越差，吃飯總覺得沒胃口，二來身體衰弱多有病痛，而且病後恢復緩慢。最後，她還憂心忡忡地對著外公說，感覺自己眼睛越來越不好了，常常有模糊和陰影感。

外公聽完，又具體詢問一些身體症狀，開了一些清肝明目的藥方。最後建議蘇大媽每隔一週左右吃一些蟲草填鴨，以食療的方式強健身體。

蟲草在補品中算是珍貴品，而且滋補效果佳，不必過於頻繁食用。此外，蟲草填鴨本身味道鮮美，鴨肉入味，易於入口，不像許多藥膳那樣吃起來讓人反胃。老人體弱而氣衰，肺臟、腎臟、肝臟、脾臟等皆有勞損之處，因此平日的養生需要全面顧及五臟六腑，單純的補肝、護心、養脾等，往往顧此失彼，因而成效不大。

蟲草的妙處在於對五臟六腑都有一定的滋補功效，加之鴨肉性平和，二者相得益彰，尤其適合體弱多病的老年人食用。

之後，她也帶著孫子前來外公這裡看病，交談中得知，她回去後按照外公的方子，加上蟲草填鴨的食療，身體果然逐漸好轉。蘇大媽開心地說，現在腰酸腿寒的老毛病也好了不少。

【老中醫病理剖析】

蟲草燉雞或鴨屬中醫有名的滋補方。鴨子性情平和，特別是鄉下放養的土鴨子，最是滋補。雞類固然可以和蟲草混合進行療補，但雞為發物，並不適合虛弱多病的老年人服用。蟲草滋補效果強勁，一週一次已屬頻繁，中醫常說「過補傷身」，可知過份進補的毫無必要。

回溯中醫歷史，最早也最有名的蟲草填鴨來自武則天時期。晚年的武則天體弱多病，御廚根據古方做出「蟲草燉鴨」，武則天看黑烏烏的蟲草猶如死蟲，十分恐怖，以為御廚要謀害她，便將其打入天牢。

御廚的好友見狀，便想出一個法子，將蟲草埋入鴨子腹內，整隻蒸煮，食用時便不會看到可怕的蟲草。武則天食用了改良版的「蟲草填鴨」，味道鮮美，一段時間過後，身體果然逐漸好轉，證明了蟲草燉鴨子的神奇效果後，那位不幸獲罪的御廚也被還以清白。如此傳奇的經歷，讓蟲草填鴨聲名鵲起，成為中醫界有名的滋補方子。

從藥理來看，蟲草性質溫和，對肝、腎、肺的滋補效果尤其明顯。護肝，可間接達到明目的效果；養腎，可緩解腰腹腿腳的酸痛；補肺，可以有效幫助停咳止喘。老年人勞碌大半生，五臟都有不同程度的虧損，故而蟲草對老年人的滋補效果尤其明顯。

經典食療

蟲草填鴨

【食材】鴨一隻（新鮮為佳），冬蟲夏草八至十根，薑、蔥各十克，黃酒二十克，食鹽、胡椒粉、雞精等調料各適量。

【做法】將鴨子去臟器，用水沖洗乾淨後，放入沸水中川燙片刻，隨後再置於涼水中沖洗；將買來的蟲草用水沖洗乾淨，上面不可殘留泥沙等髒物；薑、蔥等調料洗淨切好備用；將蟲草、薑蔥一起填入鴨腹之中，放入蒸煮容器內。隨後往容器內加入熱湯、食鹽、黃酒等調料，密封上籠蒸煮兩個小時。

七、肺熱咳嗽

最近霾害嚴重，空氣中充滿懸浮微粒，造成美好身體多有不適，常常乾咳。

老中醫：「夏天氣候乾燥，多有沙塵，虛弱的身體自然無法抵禦。」

【老中醫問診記】

在北部上大學的美好，寒暑假回家的時候，被媽媽發現講起話有些乾咳，而且出現月經不調的症狀，痛經也較以往加重了很多。女兒身體好好地去上大學，結果回來的時候生出好多毛病，這讓美好媽媽非常著急。於是，趕緊將女兒帶到外公那裡，想讓外公看看癥結在哪裡。

外公仔細詢問她的身體狀況，得知上了大學後，時常徹夜追電視劇、動漫等，長期熬夜，傷陰傷腎，自然氣血不暢。外公對母女二人說，夜間身體正處於臟器自我修復、暢通血氣的關鍵狀態，而這一切需要在睡夢之中才可順利進行。

另外，一個人到了環境截然不同的城市，氣候乾燥，多有沙塵，夜間得不到足夠休息的肺臟，也就無法應付這樣的空氣，肺燥、乾咳也就難免。而月經不調，乃至痛經，原因有很多，綜合前面的症狀看來，應該是氣血不暢、氣滯血瘀所導致的。所以，要解美好的癥結，關鍵在於暢通氣血，活血行氣。

外公建議，到了學校可以自行做一些滋陰養肺、活血行氣的食物，比如南北杏燉雪梨。一則該方中的雪梨、白木耳、冰糖、杏子，準備起來十分容易，煲湯方法也不難；二則南北杏燉雪梨剛好對症，暢通氣血的同時又能生津養肺，味道甜而不膩，很適合氣候乾燥的時候服用。

後來一次，美好媽媽特地打電話給外公，說女兒現在情況好轉許多，問外公還有沒有其他的養生方子。外公說道，她的年紀無需進補太多，晚上早睡、切莫熬夜才是關鍵；平時多喝水，多吃一些時令水果即可。

【老中醫病理剖析】

中醫理念中，雪梨性寒涼，雖然是滋陰養肺的良品，卻不能多吃。特別是女孩，多食用涼質食物，會導致痛經、月經不調等症狀，甚至引發宮寒，影響生育。若在雪梨之中增加南北杏，情況就完全不同了。南北杏性甘平，能去除雪梨本身的寒性，增加養陰暢氣的效果。而白木耳氣味清淡，嚼之可口，還有活血、去濕、止滯、行氣的作用，是天然補品，古方記載，可以「益氣不饑，輕身強志」。

所以，南北杏（混銀耳）燉雪梨，可以說一舉滋養了肺、胃、脾三大臟器，對女性來說還可滋養子宮，止燥行氣，暢通血脈。如果有便秘、血管硬化、高血壓、肺熱咳嗽等症，也可以適當服用南北杏燉雪梨，特別是夏日乾燥時。

外公再次強調，食療永遠都要身體自身配合。僅僅想通過食療調養出一個好身體是不可能的，必須養成良好的生活習慣。特別是晚上切勿熬夜，阻礙臟器自我恢復的時間。此外，南北杏燉雪梨不宜在睡前服用，以免加重臟器負擔。

經典食療

南北杏燉雪梨

【食材】南北杏十克，雪梨兩顆，白木耳八克，根據個人口味酌情添加冰糖。

【做法】將白木耳洗淨，放置於涼水中泡發，撕成小朵備用；南北杏洗淨後拍碎，備用；雪梨勿去皮，沖洗乾淨後去核切成塊，備用；最後將三者均勻混合放至砂鍋內，加水適量，先大火後文火蒸煮一個小時。待雪梨爛透後加入適量冰糖，隨後再用文火煲五分鐘即可。

八、失眠咳喘

小伊偶患風熱感冒，剛開始沒有在意，誰知愈發嚴重，久而不癒。

老中醫：「病程拖得太久，熱火已經入了肺經，當務之急是清熱去火。」

【老中醫問診記】

隨著夏日的來臨，氣候燥熱，小伊咽喉乾痛的症狀越來越嚴重，經常感到疲憊乏力、乾咳難止，夜間常伴有低熱失眠。迫不得已在醫院吊了幾天點滴後，她的感冒似乎痊癒了，但夜裡咳嗽、時常心煩口渴的症狀仍然存在。經人介紹，小伊找到了外公這裡。

外公告訴小伊，肺部和氣管的炎症雖然消了下去，但時間拖得太久，熱火入了肺經，所以出現了「病雖好，咳不止」的症狀。因此，當務之急是清熱去火，宣肺止咳，否則繼續咳嗽、失眠，則心神難安，容易精神恍惚，於身體不利。

外公開了幾味潤肺中藥，並囑咐她回去要常吃百合粥。在中醫裡，百合可以清熱潤肺、止咳平喘、養神安心，適合小伊的病症。此外，百合味微苦，若難以下口可根據個人口味添加適當冰糖。每日早晚各服用一碗百合粥，對肺熱咳喘、心悸失眠有良好的效果。值得注意的是，百合性微寒，睡前不宜服用，以免寒氣傷了脾胃。

但不是所有咳喘病人都適合百合粥。如上所述，百合性寒，因此風寒感冒患者若用百合粥止咳，則會適得其反。患有神經衰弱或慢性呼吸道疾病的病人，平日若多食用百合粥，對疾病也有一定的緩解作用。

【老中醫病理剖析】

追溯古代中醫著作，「百合」之名，最早來自《神農本草經》的記載，百合在當時已被列為常用中藥材。此後，歷代的著作對百合的功效皆是推崇不已，如《本草綱目》說百合「利大小便，補中益氣」；而後《本草綱目拾遺》也補充道：「（百合）清痰火，補虛損。」百合的功效，不言自明。

針對百合的諸多食用方法時，以百合粥最為推薦。一來料理簡單，方便推廣養身；二來百合煮粥，比起其他的烹飪方式，如煎、炒、煮、炸等，更能保留百合的風味與藥性，見效也更加明顯。《本草綱目》就直言不諱地提到，「百合粥，潤肺調中」。人感染熱病後，往往病癒而熱毒未休，餘熱未散，常見心煩、心悸、失眠、咳喘等。這時候，早晚各食用一碗百合粥，則可以斂氣養生，宣肺散熱；熱毒去，咳喘自然停止。

根據個人體況，百合粥中也可以適當加入金銀花、杏仁、蓮子等，皆有補氣安神、滋潤心肺的療效。

經典食療

百合粥

【食材】新鮮百合三十克（可替換為乾百合二十克），糯米六十克，冰糖根據個人口味酌情添加。

【做法】將鮮百合剝皮、去鬚（乾百合則可省略此步驟），洗淨後碾碎成粉末；糯米淘洗乾淨後倒入砂鍋中，加入料理好的百合末，文火蒸煮一個小時左右，待糯米熟爛即可關火，此時根據個人口味酌量添加冰糖，起鍋即成百合粥。

九、氣虛口臭

門診室裡，一名女士神情愁苦，眉峰緊皺，說話不時乾咳，嘴裡也有腐爛氣息般的惡臭，手經常不自覺地捂住心口。

老中醫為她診脈、觀察舌苔後，大概知道怎麼回事。

【老中醫問診記】

一天下午，外公的診所來了位五十歲左右的中老年婦人，姓方。方女士說，她年輕的時候生活條件艱苦，罹患肺結核，後來雖然治癒了，卻落下了病根，慢性氣管炎久治不愈，四十多歲又患了糖尿病。

外公聽完，便明白了大概，又追問方女士是否長期便秘，甚至患有慢性胃炎。方女士點頭稱是，連說自己一身病，就想著用中醫調養調養，看看有沒有辦法改善體質。

外公說道，方女士脈象細微且虛浮，屬於血氣不足。乾咳、氣喘，屬於肺陰虛且邪火侵肺。而糖尿病導致方女士體虛氣弱。而氣虛又有邪火，非常容易導致大便乾燥，難以排出，便秘也就不奇怪了。血氣不足則養分不足，肺氣不暢，排便也不暢，綜合作用之下，身體毒素累積過多，有嚴重口臭不足為奇。

除了一些中藥外，外公更推薦一道食療菜，名為玉竹燜鴨。方女士將信將疑，外公道，這道菜作為輔助食療，長期食用，對身體非常有益處。玉竹要選用新鮮的，而鴨子選用老鴨母為佳，二者都是養陰補血、潤肺清熱的佳品。同時方女士因為罹患糖尿病，飲食上忌口頗多，但玉竹燜鴨卻沒有這方面的禁忌。

方女士回去後按照外公的建議，將玉竹燜鴨當作一道家常菜，經常食用。大概過了半個月，方女士又來了一次，向外公抱怨說，感覺吃了玉竹燜鴨沒什麼作用，而且做起來特別麻煩。外公語重心長地說，再堅持一段時間看看效果，中醫食療本來就不像西醫那樣見效快速。

兩個月後，方女士發現不知不覺間，乾咳的頻率降低了很多，現在很少咳嗽氣喘了，嘴裡也不覺得苦澀，口臭情況好了不少。自然而然，便秘的問題也解決了。方女士笑呵呵地來找外公，外公建議她，接下來即將進入天乾物燥的節氣，是肺病的高發期，要繼續食用玉竹燜鴨，補肺、滋陰、潤燥效果會更明顯。

【老中醫病理剖析】

外公說，食療的歷史在中國源遠流長，名醫張仲景、孫思邈等，都在自己的著作中列舉過食療的重要性，但像方女士這樣，質疑食療效果的人卻很多。

毫無疑問，食療不能代替藥物的治療作用，但食療可以通過長期滋補，慢慢將受損的身體調整成比較健康的狀態。因此，可能短期間看不到明顯的效果，但一兩個月之後就會有讓人驚喜的變化。對於長期病弱的人來說，這些變化還不足以證明身體達到了比較好的狀態，因此食療可以繼續進行，作為一種長期的保健。

談到此食療，玉竹可生津止渴，因此潤燥、養陰效果奇佳。乾咳、肺熱、犯邪火的病人，多吃些玉竹，體質改善的效果會很明顯。同時玉竹也可以治療體虛熱症引起的大便燥結、口有惡臭。加上玉竹性質甘平，老年人也可以服用。而老鴨母，在中醫裡一直有「滋五陰」的說法，能清身體虛勞、邪火之熱毒，還可以補血養氣，所以老鴨母混合玉竹慢燉，乃食療子中補血、潤肺、滋陰的翹楚。

經典食療

玉竹燜鴨

【食材】鴨一隻（重一千至一千五百克），玉竹六十克，南沙參四十克，薑、蔥約十克，其他調料如鹽等根據個人口味酌量添加。

【做法】將鴨子去臟器，沖洗乾淨後用沸水燙一遍，隨後再置於涼水中沖洗；將沙參、玉竹用活水沖洗乾淨；薑、蔥等調料洗淨切好備用；將蟲草、薑蔥一起填入鴨腹之中，放入蒸煮所用容器內，用文火燜煮一個半小時，待鴨肉熟爛後，加入調料即成。

雅雲是一位三歲孩子的母親，每天工作回到家後，還要照看孩子、操持家務。久而久之，竟覺得自己的身體開始「吃不消」了，經常在下蹲、疾走的時候出現眩暈症狀……

十、氣血兩虛

【老中醫問診記】

雅雲發現在收拾家務的時候會不斷冒冷汗，沒做多少事就開始腰間酸痛。以前一年感冒一兩次，現在一兩個月就會著涼感冒，然後低熱不退。她去醫院做了體檢，醫生也說不出她的身體出了什麼問題，幾經周折之後，才找到了外公這裡。

外公幫她把脈後，發現她的面色泛黃，唇紋明顯且乾澀，舌苔青白，頭髮髮量稀少，黯淡無光澤；皮膚乾燥，有起皮的現象。外公於是問她是否每次月經血量都很多，雅雲點頭稱是。外公說，這屬於血瘀體質，月經過多，加上過勞、壓力大，進而導致氣血兩虛。

外公表示，氣血兩虛本身雖非疾病，但卻可以導致大量潛在的慢性病。調養氣血兩虛，最好的方式便是食療，食療遵循「益氣生血、氣血同補」的原則，才能有調養的效果。調補氣血的食療很多，家常如蘿蔔排骨湯、牛肉燉蘿蔔、八珍湯、山藥湯圓、黑白木耳湯等，如果想要得到更好的滋補效果，可以嘗試川貝益母燉甲魚。

外公提醒雅雲，除了食療之外，她還要留心一些生活習慣。比如晚上應該儘量避免熬夜，如果事情做不完可以早晨再處理；平日飲食裡儘量避免辛辣以及刺激性的食物；工作生活之餘，可以參加一些室外活動，以此減輕壓力，例如帶孩子放風箏等等。身體是自己的，特別是氣血空虛的人，更要注意一些生活細節。

按照外公的食譜以及生活建議，雅雲的身體慢慢地有所好轉。特別是川貝益母燉甲魚，喝下後便覺得身子暖起來，血氣流通也更舒暢了。

【老中醫病理剖析】

川貝益母乃中草藥中補氣血的常見品。甲魚味甘、性平，吃下去對身體不會有太大的刺激，滋陰潤燥，對腎臟滋補功能尤其強。腎乃氣血之源，所以補氣血的食物大都具有補腎的功效。腎臟功能恢復，則腰酸腿脹可以得到有效緩解。此外，甲魚還可以潛陽潤肺，對於陰虛的氣喘、低熱不退也有良好的緩解效果。

身體正常、健康的人，食用川貝益母燉甲魚亦可強健體魄，但次數不必太頻繁。氣血虧虛的病人，則可以增加食用的頻率。需要注意的是，食用甲魚的時候不可同食桃子、雞蛋、芹菜、芥末、雞肉、鴨肉、羊肉、兔肉、豬肉、蟹類等，不然可能引起食物相剋，進而引發身體的其他症狀。

除了食療補氣血，外公強調外在的調養對氣血兩虛的人也很重要。首要便是晚上不能熬夜，才能提供腎臟充足的恢復時間。同時可以經常外出散心，避免給自己過大的壓力。

如果外在的調養沒有做好，滋補氣血的補品便如倒入一個不見底的坑洞中，無法被人體充分利用，自然也不會有良好的效果。

經典食療

川貝母燉甲魚

【食材】川貝母十克，甲魚六百克，薑、蔥各十克，黃酒六克，其他調料根據個人口味酌情添加。

【做法】首先將甲魚宰殺，用活水沖洗乾淨；川貝母沖洗乾淨備用；用老火煨成的雞或鴨湯浸泡甲魚，加入川貝母、薑蔥等調味料，文火燜煮或清蒸一個半小時，起鍋後可根據個人愛好加入味精等調味，即成。

十一、風寒感冒

美如是早產兒，體質向來虛弱。大概一週前，女兒又染上感冒，整天咳嗽咳不停，急得媽媽不知如何是好，趕緊求助老中醫。

【老中醫問診記】

她說美如從感冒到現在，藥吃了不少，病情卻越來越厲害。

外公看美如後腦疼痛，畏寒怕風，鼻流清涕，咳嗽少痰，舌苔泛白，便知是風寒感冒。一問美如媽，才知道她給美如服用的藥，都是按照以往病情所開的方子，主治風熱感冒的多。外公見美如無發熱症狀，便叮囑她母親，讓美如悶頭睡一覺，務必把汗發出來。若要止咳，可以做北杏燉豬肺給她吃。

美如媽很疑惑，北杏燉豬肺此前不曾聽過，以往感冒的時候都是燉川貝雪梨來止咳。外公搖搖頭，指出川貝燉雪梨只適合風熱感冒，主治肺氣失和，以辛涼而解表。而北杏燉豬肺對應的病症，則是肺氣失宣的風寒感冒，辛溫而解表。不管是豬肺或北杏，都是養肺理氣的良藥，有口乾、咽燥症狀的人也可以食用。

外公叮囑美如媽，每次給女兒喝湯藥的時候，先喝半碗，過一段時間再加量為佳。這是因為北杏具有輕微毒性編按，一次性攝入大量杏仁會加重身體排毒的負擔，不利於病體康復。

【老中醫病理剖析】

不管是北杏燉豬肺，還是大眾更為熟悉的川貝雪梨等，都是養肺理氣的良方。對於普通大眾，二者都有一定的養肺效果；但對於病人或病後康復期的人，則需要區分症狀，對症服用，避免適得其反。

中醫將肺部的症狀分為：肺氣失宣與肺氣失和。前者的表徵多為風寒感冒，後者則為風熱感冒。前者表現大都為清咳、咽乾、舌苔白、畏寒，因此需要解表散寒；而後者顧名思義，需要清熱解毒。

相比之下，北杏燉豬肺更加溫潤，因此對症為風寒咳喘。冬日氣候冷而乾燥，肺部也是如此，若能煲一碗北杏燉豬肺，對肺部的滋潤效果是相當好的。

需要注意的是，本方中應使用較苦味的北杏。比起南杏，北杏個頭略小，質地更乾，止咳平喘的效果比南杏更好。但不管是南杏還是北杏，均不可過量服用，以免造成中毒。小孩服用此方時應更加注意杏仁用量的掌握。

經典食療

北杏煲豬肺湯

【食材】新鮮豬肺六百克，北杏仁十五克，無花果十克，食鹽五克。

【做法】將新鮮的豬肺用活水沖洗乾淨，用食鹽等醃製，備用；將北杏仁去皮，浸泡約十五分鐘，備用；將無花果沖洗乾淨，備用；將三者放入砂鍋中，添加少許食鹽，先用大火燜煮十分鐘，再轉為文火慢燉一個小時，即成北杏燉豬肺湯。

【編按】杏仁有南杏（甜杏仁）、北杏（苦杏仁）之分，北杏常入藥，有止咳、潤肺、平喘之效，但不宜生食或大量食用，南杏可於一般店購買食用。本食療選用帶苦味、質地更乾的北杏，更具止咳平喘療效，但必須留意北杏帶有一定的毒性，不可過量服用，以免造成噁心嘔吐、心悸、眩暈、昏迷、呼吸急促等中毒症狀。

「今天又沒嗯嗯了！」擔任業務員的田欣，工作繁忙，生活作息不規律，飲食也不規律，有時候便秘程度嚴重，吃了些通便的保健品，又容易腹瀉不止。老中醫：「為了減少便秘，吃一些所謂『通便』的藥，反倒會讓本就不健康的腸胃功能更加紊亂。」

十二、便祕

【老中醫問診記】

田欣一家人是外公診所裡的老「客人」了，有個大病小痛的都習慣先來外公這裡拜訪一下，因此趁著休假過來給外公看看。

外公仔細診斷了她的脈搏，並無異狀，便對她說，可能因為工作忙碌，生活節奏一下子變得緊張，神經也緊繃著，所以干擾了正常的排便習慣；在外面孤身一人，飲食難免隨便，再加上應酬多，攝入的食物過於燥熱，對腸經無刺激作用，反而讓其更加乾澀，自然也就無法通暢排便。

聽到這裡，她趕忙請求外公推薦食譜。外公推薦一道「杏仁釀豆腐」，簡單又營養。說簡單是因為這道菜本質上就是混著杏仁末的煎豆腐，從原材料準備到製作烹飪上都不難，耗時短；說營養是因為杏仁可入大腸經，達到潤腸養陰的效果，加上豆腐利水清熱，二者相加生津潤燥，對田欣的症狀有緩解作用。

外公還建議，晨起時最好喝一杯溫開水，同時養成晨便的習慣，有利於大腸功能的恢復。聽從了外公的建議，田欣後來果然很少便秘了。

【老中醫病理剖析】

中醫記載，杏仁苦而性溫，味甘而辛，可入肺經，也可入大腸經。因此，杏仁對於肺熱、腸熱都有一定的緩解作用；前者常見於咳嗽、咽乾，而後者則常表現為便秘、大便乾澀等。

豆腐由黃豆磨成，也具有一定的益氣和中效果，可生津、潤燥，常用於清熱解毒。杏仁釀豆腐，杏仁可緩解豆腐的寒性，豆腐可解去杏仁的毒性，可謂相得益彰。若是怕上火，則可減去煎煮步驟，直接上鍋蒸煮也可，有美容潤膚、清新口氣的效果。

但是，杏仁釀豆腐不宜食用過於頻繁：一方面，杏仁有一定的毒性；另一方面，豆腐性寒而利水，雖然適當服用可潤燥生津，但過食則會加重臟器負擔。而陰虛咳嗽、大便溏稀者，則與杏仁、大豆性徵相反，不宜食用本方。

經典食療

杏仁釀豆腐

【食材】杏仁四十克，豆腐六十克，白糖二十克，蜂蜜十克，其他調料根據個人口味酌量添加。

【做法】第一步：將杏仁清洗乾淨，放入熱水中浸泡，然後去皮，用攪拌器磨碎後放置在一旁備用。

第二步：將新鮮的豆腐用清水濾過，在中間挖去一小塊，填入磨後的杏仁末，注入適量蜂蜜、白糖等，注意餡料不要撐破豆腐。

第三步：往鍋內倒入適當食用油，燒熱後將準備好的杏仁釀豆腐逐一下鍋，待煎至微黃時，翻另一面繼續煎煮。

第四步：往另外的湯鍋中加入適當湯水，加入味精、鹽等佐料，將煎煮好的豆腐放入湯中，煮開即成。

第二章 美容女人

用食療做自己的美容師

女性養生主要是保護內分泌系統的正常工作，而女性一系列的「面子」問題，都跟內分泌系統紊亂密切相關，有些女性聽信廣告中的誇張宣傳而購買大量保養品，效果反而事倍功半。

中醫講究「對症下藥」，通過食療調理女性實、虛、陰、陽、血、氣等，達到內分泌正常，「面子」問題自然迎刃而解。

張燕臉上的痘痘和她糾纏了七年之久，為此，藥沒少吃，醫院沒少跑，滿臉痘痘仍是消不掉。眼看著同齡的朋友都結婚生子了，自己卻因為痘痘沒找到男朋友，很是苦惱。

一、「痘痘」找麻煩

【老中醫問診記】

一進診所，張燕便開始訴起苦來。外公觀察了她一會兒，看她油光滿面，臉上以及鼻子都出現了紅色的粉刺，有的甚至已經化膿了，還發現她舌苔薄黃膩，脈玄滑，於是給她開了一服清熱的方子，還介紹幾種方便的食療，建議她多食用海帶。張燕本來不喜歡吃海帶，但是為了自己的面子，她還是聽從了外公的建議。

一個星期後，張燕臉上的痘痘沒有再出現，但是痘印還依舊存在，於是又來找外公，外公告訴她痘印是前期痘痘撐破皮膚組織後，所留下的黑色素沉澱，想要消除並非一朝一夕的事情，外公建議張燕多食用深色蔬果，因為這些蔬果含有大量的維生素C，能夠淡化色素沉澱。張燕回去之後堅持每天吃顏色較深的蔬果。兩個月後，臉上的痘印基本上看不見了，為此相當感謝外公對她的幫助，還親自到診所感謝外公。

【老中醫病理剖析】

青春痘是困擾年輕人的主要問題之一，而海帶含有大量的膠原蛋白，是天然的護膚良材，中醫把海帶歸類為涼性食物，具有清熱作用，此外海帶還是消炎佳品，但是外公特別提醒說海帶雖好，但是不宜過量服用。因為海帶含有大量碘，食用海帶後，碘會隨著皮膚呼吸排出體外，分泌在臉部的碘則會刺激毛囊，使皮膚表面被毛囊漏斗部和皮脂腺過度角化的異物堵塞，皮膚不能進行正常的「排泄」，這時候臉上就會出現此起彼伏的痘痘。

此外，外公認為由內火所引起的痘痘，必須通過去火消炎的方法才能根本治療，多吃富含維生素C的水果、蔬菜，長痘期間儘量避免食用刺激性食物，如辣椒和油炸食物。此外，清熱排毒的食物也儘量多吃，有的痘痘是因為體內火氣太重而形成的，多吃清熱食物可以暫緩痘痘的生長。

另外，喝水也是排毒的方法之一，在水中可以加入一些綠茶、菊花和荷葉等，排毒去火，都能夠降低痘痘的困擾。

海帶生地綠豆瘦肉湯

【食材】海帶三十克，生地十八克，綠豆一百克，陳皮三克，瘦肉一百克。

【做法】首先把海帶、瘦肉、陳皮等洗淨切成絲，然後將切成絲的食材和生地、綠豆一起放入砂鍋內，文火慢燉約兩個小時，最後再加入少許食鹽就可以吃了。

桃仁荷葉山楂粥

【食材】桃仁八克，貝母八克，山楂八克，荷葉半張，粳米七十克。

【做法】將桃仁、山楂、荷葉以及貝母切碎，放在沸水中煮半個小時，然後將水濾出來和粳米一起煮粥即可。

菊花杷葉薏米粥

【食材】枇杷葉九克，菊花六克，薏米三十克[編按]，粳米五十克。

【做法】將枇杷葉和菊花放入鍋中用三碗水煎成兩碗，把薏米、粳米放入適量的水中，煮熟便可食用。

經典食療

黑豆益母草粥

【食材】黑豆一百克，益母草五十克，蘇木九克，桃仁九克，粳米一百五十克。

【做法】將益母草、桃仁、蘇木切至碎末狀，然後用水煮半個小時，去渣取汁後與黑豆同煮，隨後放入粳米，把粥煮爛後加入適量紅糖便可食用。

【編按】薏米，又稱薏仁、苡仁、薏苡仁，味甘、淡，性微寒，有利水、祛濕、健脾止瀉、清熱排膿的功效，主治小便不利、水腫、腳氣，然而薏苡仁屬寒性，會加速子宮收縮和體內排水，因此孕婦、便秘者、小便多者避免食用。

二、雀斑爬滿臉

二十四歲的艾琳是個上班族，最近陷入苦惱之中。父母覺得她的年紀已經可以論及婚嫁，於是幫她安排相親，但是對方卻因為她臉上的雀斑而退避三舍，令她大受打擊。

【老中醫問診記】

不僅如此，艾琳的後幾次相親也是因為雀斑，而讓男人們望而卻步。她對此極為納悶，因為家中無論男女都沒有長斑的，為什麼自己臉上就有這麼多雀斑？為此，特地向外公求助，外公發現她臉上的雀斑顏色較深，而且分佈沒有一定規律，且不對稱，所以斷定臉上的是雀斑樣痣。

外公對她說，雀斑最早是在兒童階段出現，而且會隨著年齡的增長而增加，因此很多女性被冠上「斑長」的稱謂。然而艾琳臉上的雀斑卻是因為肝鬱脾虛、肝腎不足造成的，所以建議她要多食用補肝益腎、疏肝健脾的食物。而枸杞、核桃仁、黑芝麻和黑木耳等食物都是補腎佳品。

此外，多食用富含維生素C和維生素E的食物，能夠使皮膚變白。這樣從內到外的食療法，一定能把雀斑一掃而空。平時喜歡吃零食的女生，不妨將水果蔬菜當成零食，多吃番茄、黃瓜、草莓等蔬果，不僅能夠袪斑還能防止變胖，一舉兩得。

艾琳按照外公提供的膳食方子，四種湯膳輪流食用，平時也注重維生素的攝入，不到半年，雀斑就有明顯的消退，後來還特地帶了男友前來診所，算是對外公醫術的極大肯定。

【老中醫病理剖析】

雀斑的形成原因大致有兩種：一是腎水不足。明代陳實功的著作《外科正宗・雀斑》寫道：「雀斑乃腎水不能榮華於上，火滯結而為斑。」所以這類雀斑患者多是身體羸弱之人，發病在孩提時期，並且還有家庭遺傳史。二是風邪外搏。血氣與風邪相搏，導致肌膚不能得到滋潤，所以滋生雀斑。艾琳的症狀就是第二種。因此要選取滋陰補腎的湯膳進行調理。

有些女性為了消除自己臉上的雀斑就病急亂投醫，很多女性採用雷射手術，但是這種方法一旦失誤，便會造成毀容的危險。所以還是喝湯比較安全。

除此之外，雀斑患者切忌在太陽下暴曬，外出做好防曬工作，塗防曬霜是必不可少的手段，但是不能隨便塗藥物，否則引起過敏或其他病症就麻煩了。

胡桃芝麻飲

【食材】胡桃仁三十克，黑芝麻二十克，牛乳、豆漿各兩百毫升，白糖些許。

【做法】把胡桃仁和黑芝麻研磨成粉，再和豆漿、牛乳相互攪拌，在水中煮沸，加入適量白糖便可飲用。

白鴨消斑湯

【食材】白鴨一隻五百克，山藥兩百克，枸杞三十克，調料些許。

【做法】將白鴨去毛洗淨，用食鹽、黃酒、胡椒粉將白鴨裡外塗遍，再用蔥薑蒜做成的調料醃製一個小時，之後把白鴨切丁，山藥切片，用白紗布包住生地，放入碗底，之後放入山藥、枸杞、鴨丁以及少量清水。最後將碗放入蒸籠，蒸熟便可食用。

茯苓消斑湯

【食材】白茯苓、白僵蠶、白菊花、絲瓜絡各十克，珍珠母二十克，玫瑰花三朵，紅棗十顆。

【做法】在砂鍋中加入清水，把上面的藥物放入砂鍋內，用小火慢煎，汁液可飲用。

經典食療

西芹牛肉羹

【食材】西芹五十克，肉鬆一百五十克，雞蛋一個，料理米酒、食鹽各五克，味精或雞精八克，高湯八百克，水澱粉三十克，豬油適量，蔥、薑絲適量。

【做法】將西芹洗淨，切丁待用。鍋內放入豬油，待油熱後加入蔥、薑絲，聞到香味後可將牛肉末加進去，將牛肉末炒開，加進米酒後再繼續放入高湯。隨後加入西芹丁、米酒等所有調料，等到水煮沸，再加入水澱粉攪拌，最後把雞蛋清淋入湯中，邊淋邊攪拌，湯燒開後便可食用。

三、蝴蝶斑亂亂飛

診所裡來了一位三十九歲的張姐，她說自己從二十七歲開始長蝴蝶斑，隨著年齡的增長，斑卻越來越嚴重，現在老公出門都不帶著自己了。

【老中醫問診記】

外公看了她的臉色，仔細把脈後，發現她的情況並不嚴重。

張姐的蝴蝶斑是黃褐斑，是女性自身內分泌失調所引起，主要與雌性激素分泌狀況有關，一般臉部長有蝴蝶斑的女性普遍有月經不調的困擾，果然，她補充說每次來月經時伴有小腹墜痛的症狀。

外公告訴張姐，日常生活中要多食用滋陰食品，如蓮子、鳳梨等。因為蔬果含有的成分能夠幫助體內新陳代謝，而新陳代謝正是生命體和外界環境反映給內分泌系統的橋樑，只有新陳代謝正常，內分泌系統才能適當調整，為生命體提供合適的環境。

【老中醫病理剖析】

養生不能盲目，要用「巧勁」，這樣才能達到「四兩撥千斤」的效果。

女性養生主要是保護內分泌系統的正常工作，而女性一系列的「面子」問題，都跟內分泌系統紊亂密切相關，有些女性聽信廣告中的誇張宣傳而購買大量保養品，效果反而事倍功半。

中醫講究「對症下藥」，也就是辨證施治的辦法，對分泌功能旺盛的要講究滋陰，對功能弱的要補氣補血。中醫把內分泌失調分為寒、風、暑、濕等不同種類，根據不同的病理對症下藥。中醫通過食療調理女性實、虛、陰、陽、血、氣等，再經由中醫食療排去體內未完代謝，補氣養血，最後達到內分泌正常。這樣一來，「面子」問題自然迎刃而解。

經典食療

蓮子薏米粥

【食材】蓮子五十克，薏米一百五十克，紅棗十克，冰糖十五克。

【做法】將薏米放入水中浸泡兩個小時，蓮子去芯，紅棗去核。在鍋中加入一升冷水，放入薏米，用大火煮熟，之後加入蓮子、紅棗開小火燜煮，等到鍋中所有食物變軟，加入冰糖食用。

經典食療

山藥枸杞粥

【食材】山藥五十克，枸杞十五克，粳米一百克，蜂蜜兩匙，白糖十五克。

【做法】將粳米放入水中浸泡一個半小時，將山藥去皮洗淨切小塊狀待用，用熱水將枸杞泡開。在鍋內加入一點五升冷水，放粳米、山藥、枸杞等，用大火煮沸，後開小火燜煮，至鍋內食物變軟爛後加入蜂蜜和白糖。

什錦水果羹

【食材】梨、蘋果、香蕉、獼猴桃、奇異果各一個，鳳梨半個，草莓四個，水澱粉二十克，白糖十克，蜂蜜十克。

【做法】將上面的水果洗淨切丁待用，在鍋內加入足量的水，放入所有的水果丁，開大火煮沸後小火慢慢熬煮。等水果煮爛後加入白糖，淋入水澱粉，用湯匙攪拌，燒開後加入蜂蜜，放涼可食用。

經典食療

牛肝粥

【食材】牛肝五百克，白菊花十克，白僵蠶十克，白芍十克，白茯苓十二克，茵陳十二克，生甘草三克，絲瓜三十克，大米一百克。

【做法】將白僵蠶、白芍、白茯苓、茵陳、生甘草、絲瓜用紗布包起，在鍋內加入水，放入大米和藥包，用小火熬製成粥。然後撈出藥包，粥與牛肝同食。

三仁粥

【食材】桃仁、甜杏仁、白果仁各十克，冰糖十克，粳米五十克，雞蛋一個。

【做法】將三仁研磨成細末，粳米洗淨放入鍋中加水加三仁末，大火煮沸，後打入雞蛋，改小火。待粥變稠時加入白糖，便可食用。

人說「女人二十一朵花」，但是依晨卻跟這詞畫不上等號。

今年二十五歲的她，正是年輕貌美的絕好時機，卻因臉部皺紋讓她看起來比實際年齡老上十歲，讓她又氣又苦惱。

四、皺紋拉警報

【老中醫問診記】

後來，經由朋友推薦，煩惱不堪的她趁著週末來到診所，求助外公。

外公看她臉部皺紋較多，且都是細小紋路，另外，頸部也開始出現一些橫紋。外公看過之後立刻得出結論，這應該是醫學上被稱為「動力性皺紋」，主要是臉部表情長期收縮引起的眉間紋、魚尾紋、唇紋等；而頸部細紋主要是因為保護頸部的自由活動才出現的，這種皺紋在早期並不會加重，但是隨著年齡增長，會越來越深。

依晨聽了外公的說法後，頓時深感絕望，外公則加以開導，只要平時注重飲食是可以改善皮膚皺紋問題的。膠原蛋白是美膚法寶，它能提升皮膚的儲水功能，這樣一來，皮膚內外的水分平衡就能夠得到保持。因為膠原蛋白是促進皮膚細胞生長的主要材料，獲得充分的膠原蛋白能夠使人皮膚細膩白皙，光滑豐滿，還可使皺紋減少甚至消失。含有大量膠原蛋白的食物，莫過於豬皮、豬蹄、甲魚等。

因為依晨本來就是偏瘦體質，也沒有減肥的壓力，所以就採納了外公的建議，按照食譜進食。半年後，臉上的皺紋變淡了，以前的唇紋不見了。這樣的變化讓她相當開心，現在仍繼續食用外公提供的食療方。一年半以後，當依晨再度出現在診所時，外公甚至沒有認出她來。

【老中醫病理剖析】

皺紋是細胞吸氧和抗氧化能力減弱的表現，形成皺紋有多方面的原因。但最主要的原因還是皮膚內水分流失以及膠原蛋白的減少，所以，補充膠原蛋白和控制皮膚內外水分平衡，是抗皺問題的主要關鍵。

日常生活中，肉皮是含膠原蛋白最多的食物之一。所以多食用肉皮能夠較好地補充人體皮膚恢復所需的蛋白。而維生素A能夠保持皮膚光滑柔嫩，維生素C、E則是天然的抗氧化劑，能夠增加皮膚表皮和真皮細胞的活動能力，使皮膚緊緻嫩滑。

當然，皮膚出現皺紋不僅跟生理有關，跟精神也有著密不可分的聯繫。心情抑鬱、情緒緊張會使臉部皮膚出現橫向皺紋，這些皺紋正是衰老的前兆。

此外，食用太多鹽也會造成皺紋增生，不僅如此，過度攝入還會增加罹患高血壓的風險。

經典食療

豬骨湯

【食材】蔥十克，薑一塊，米酒五十克，清水五千克。

【做法】將骨頭放入溫水中，用布將每根骨頭都洗淨，去掉骨縫裡的雜物。將洗淨的骨頭砍成兩段，放入盛有足量冷水的砂鍋中，加入蔥、薑，然後開大火將水煮開，用勺子把漂在湯上的湯末取掉，轉小火，將湯末取乾淨後，慢慢倒進米酒，隨後煮開，放涼後便可食用。

香煎三文魚

【食材】三文魚三百克，生薑十克，蒜一瓣，檸檬皮適量，食鹽少許，黑胡椒粉少許，蜂蜜兩匙，鮮貝露適量。

【做法】將三文魚洗淨甩乾水分待用，薑和蒜切成末，檸檬皮切細絲。用小碗盛鮮貝露，加入黑胡椒粉，再加入薑、蒜末，繼續加入食鹽，用少許蜂蜜拌勻。三文魚身上劃刀，將調好的佐料塗抹在三文魚上醃製十分鐘。在平底鍋中加入適量油，油熱後放入三文魚，煎至八分熟，再加入調味汁和切絲的檸檬皮。

經典食療

鯽魚豆腐湯

【食材】鯽魚五百克，豆腐兩百五十克，香菇四朵，大蔥半根，薑十小塊，料理米酒一百克，雞湯三百克，植物油五十克，調味料適量。

【做法】將鯽魚去鱗，內臟洗淨，用刀在魚身上劃幾刀，抹上少量食鹽。將香菇洗淨切塊，豆腐切塊。在鍋內倒入油，油燒熱後放入鯽魚，將鯽魚煎炸至兩面金黃色後撈出。將鍋內多餘的油倒出，放入蔥、薑，爆出香味後加入米酒，之後倒入雞湯。鍋內沸騰後加入鯽魚，隨後放入香菇丁、豆腐塊，用大火煮十分鐘，轉小火再煮四十分鐘，待湯像乳汁一樣白的時候，加入雞精和少量食鹽，吃時撒上香菜即可。

五、毛孔粗大不請自來

屬於油性皮膚的珊珊，隨著年齡的增長，臉部出油越來越嚴重，朋友們竟戲稱她是「油田」。不僅如此，因為臉部大量出油，導致皮膚毛孔粗大，甚至能夠清楚看到黑頭粉刺，讓外形大打折扣。

【老中醫問診記】

一次偶然的機會，珊珊走進外公的診所。外公觀察了她的臉色，發現毛孔阻塞嚴重，有些部位甚至因為毛囊阻塞而冒出痘痘。她屬T字形出油，其他部位很正常，而T形區的毛孔像針眼一樣大，確實影響整體形象。外公為她把脈，更確定是因為體內激素分泌失調。

外公告訴她多食用含有維生素A的食物，平時洗臉時要清潔乾淨，現在市面上流行的吸油面紙，有些年輕朋友相當喜愛，用來吸附臉部多餘的油脂，但是吸油面紙只能暫時吸走臉部油脂，並不能從根本上解決臉部出油問題，長期使用還會使毛孔撐大，時間一長，毛孔粗大就不請自來了。

【老中醫病理剖析】

毛孔粗大主要是皮脂分泌過度造成的。它的出現有內部和外部兩個原因。人體內部激素分泌紊亂是重要原因，而外部環境、壓力等原因是助力，此外，年齡的增長也會使皮膚失去彈性，從而撤去皮囊周圍的支援結構，使得毛孔粗大。

食用含有維生素A的食物能夠促進皮膚細胞的新陳代謝，並且能夠去除黑頭，減少毛囊阻塞，最終使毛孔變得細小。而龜苓膏是促進新陳代謝的動力，它具有滋陰補腎、潤燥皮膚的作用，除此之外，長期食用龜苓膏的人也比同齡不食用的人顯得年輕。龜苓膏藥用價值極高，是美容聖品，因此，毛孔粗大的人經常食用龜苓膏可以改善皮膚、美容養顏。

經典食療

龜苓膏

【食材】龜板兩個，土茯苓二十克，在來米粉五十克，冰糖十克，蜂蜜十克。

【做法】用水洗淨藥材，並浸泡一小時，把藥材放入水中煮沸，約半小時後倒出藥汁，藥渣加水再煮一次，三十五分鐘後倒出藥汁，並把兩次的藥汁混合，用小火煎煮。煎煮過程在鍋中加入蜂蜜、冰糖，不斷攪拌，待藥汁變成糊狀後盛出，倒入乾淨容器內再加入在來米粉攪拌，放涼凝固之後可切塊食用。

李阿姨今年五十歲了，隨著年齡的增長，煩惱也就隨之而來了。

原來李阿姨的眼睛沒有以前「好使」了，很多東西都看不清楚而且總是覺得雙目無神。李阿姨還以為自己得了什麼眼疾，害怕不得了，就到外公診所。

六、可怕的死魚眼

【老中醫問診記】

外公翻看了她的雙眼，又詢問她的年齡以及平時飲食情況，最後得出結論：她的病是隨著年齡增長而出現的視力衰退和眼睛衰老，這在老年人中比較常見，可以通過日常飲食的調理加以改善。

聽到這裡，李阿姨鬆了一大口氣。她忙向外公問起食療法。外公建議她多食用菠菜等含有葉黃素的蔬菜，補充足量的β胡蘿蔔素（β-Carotene）和維生素B_2。

由於李阿姨邁入中年，外公建議她多吃甘薯，因為甘薯有很強的助消化功能，含有保護眼睛和提高視力的花青素苷。

另外，感覺眼睛乾澀時可以食用薺菜，因為薺菜對於緩解眼睛乾澀有極大的助益。

李阿姨決定按照外公提供的方法試驗一段時間，兩個星期後，就感覺眼睛似乎比前段時間更明亮了。

【老中醫病理剖析】

隨著年齡的增長，人體的部分機能也開始老化，其中就包括眼睛。老化會導致眼睛黃斑部位的脂肪氧化不能進行，還會導致眼部黃斑變性、視力下降，嚴重者還會出現失明。

菠菜中的葉黃素是預防「視網膜黃斑變性」的有效成分，它對於防止白內障有極大的作用。菠菜或其他綠色蔬菜中的維生素E能夠祛除眼睛中的血絲，而β胡蘿蔔素（β-Carotene）則是治療「乾眼症」的良方，這是因為β胡蘿蔔素可以通過人體轉變成維生素A，而維生素A有助於治療眼疾。

此外，眼睛乾澀的問題，有的時候人們會因為用眼過度出現眼睛乾澀、疼痛甚至視力下降的症狀。而眼睛是內臟的鏡子，眼睛出現問題是內臟出現故障的警鐘。

中醫認為，肝臟、腎臟的衰竭和老化都有可能導致眼疾。為了增強肝脾的機能，中醫提倡通過食物加以治療，而甘薯就是最佳的選擇。甘薯是補中益氣的最佳食物，多食用甘薯能夠幫助人體消化，滋陰補腎，恢復人體機能。更可貴的是，甘薯還富含大量的膳食纖維和多種維生素。

眼疾患者中有很多年輕人，通常是學生、上班族、司機等經常用眼的族群，這些人應該多食用黃色玉米。因為黃色玉米含有葉黃素和玉米黃質，而葉黃素和玉米黃質具有驚人的抗氧化作用，它們能夠吸收進入眼球中的有害光線，保障黃斑的健康。

對於喜歡吃青菜的患者，外公建議他們多食用薺菜。民間自古就有「農曆三月三，薺菜賽靈丹」的說法，這個時節家家戶戶都會到野地裡挖薺菜，做成美味佳餚。《名醫別錄》提到：「主利肝氣，和中。」《食經》說薺菜「補心脾」，《陸川本草》則說薺菜「消腫解毒，治瘡癤，赤眼」，足見薺菜的護眼功效。薺菜具有清肝明目、清熱止血的功效，多食用薺菜有利於視力的恢復，並且保持明亮眼睛。

經典食療

薺菜豆腐羹

【食材】薺菜、水豆腐各兩百克，豬通脊一百克，香菇五克，火腿十克，香油一匙，黃酒十五毫升，鹽八克，雞精五克，油十克，太白粉四十五克。

【做法】薺菜洗淨切碎，豆腐切小條，香菇、火腿切細絲，豬通脊切細絲調入三分之一的太白粉，加入黃酒和一半的鹽醃製三分鐘。鍋中放入油，翻炒豬通脊至熟透，隨後加入零點八升水。水煮沸後加入豆腐、火腿和香菇。再次煮沸後中火煮五分鐘，再加入薺菜，倒入餘下的太白粉勾芡，煮沸後加入剩下的鹽，再加入雞精和香油。

經典食療

玉米排骨湯

【食材】小排骨三百克，玉米一根，胡蘿蔔一根，蔥、薑、料理米酒、鹽等各適量。

【做法】小排骨加入米酒後用熱水氽燙，胡蘿蔔和玉米切塊，蔥打結，薑切片。鍋中加水，把所有原料放入鍋中，燒開後撇去泡沫，繼續燉煮一小時，最後起鍋時加入調料和少許醋（胡蘿蔔最後放入）。

紅豆甘薯粥

【食材】紅豆一百八十克，紅薯三百克，冰糖一百克，大米一百克。

【做法】紅豆洗淨後用水浸泡三小時，紅薯去皮切塊，大米洗淨。在鍋中加入三百毫升水，再放入紅豆、大米。紅豆七分熟時加入紅薯塊，繼續煮約半小時，最後放入冰糖即可食用。

經典食療

日式芝麻炒菠菜

【食材】香油兩匙，紅糖一匙，菠菜五百克，烤黑芝麻四匙。

【做法】將香油放鍋中預熱，油熱後放入三分之一菠菜，菠菜葉變軟後再加入三分之一，同樣炒軟，將全部菠菜炒完為止。將烤黑芝麻搗成粉末，待用。將菠菜盛出，在鍋中放入紅糖，紅糖融化後放入菠菜，炒勻後盛出，加入芝麻粉後便可食用。

七、眼袋千斤頂

「天啊！我的眼袋怎麼這麼重！」張婕是一名高三女孩，因為大考將近，每天都要熬夜到半夜三更，久而久之就有了很重的眼袋。大考結束後，眼袋還是沒有消除，眼看就要上大學了，不知道該拿眼袋怎麼辦才好！

【老中醫問診記】

媽媽帶張婕來到外公的中醫診所，外公看到她的眼袋之後為她把了脈，隨後為她診斷：她的眼袋是因為長期作息時間不規律，從而導致眼部肌膚新陳代謝慢，彈性纖維和膠原蛋白也隨之流失造成的。而且睡眠不足導致眼部周圍血液迴圈減緩，眼部周圍的皮膚組織活動較少，因而導致的脂肪堆積也是眼袋產生的重要因素。

張萌的症狀是因為睡眠不足引起的腎脾兩虛，血氣不足。蘋果含有大量的膠質，而且蘋果味道酸甜，是涼性水果，能夠歸脾、肺經。除此之外，蘋果中的維生素和微量元素能夠保持皮膚的細膩光滑，不僅如此，蘋果還能夠抑制脂肪堆積，有減肥的作用。所以多吃蘋果能夠抑制眼袋產生。

草魚屬於草食性魚類，具有利濕暖胃、平肝祛風的功效，最重要的是，草魚是溫中補虛的佳品。蘋果與魚同燉能夠極好地消除眼袋。

【老中醫病理剖析】

眼袋的出現因人而異，有的人年紀輕輕就有眼袋，而有的人卻到了中老年之後才有眼袋。前者出現眼袋很有可能是遺傳因素造成的，而後者則是年齡引起的。

當然排除以上兩個原因，中醫還認為眼袋的出現跟心理問題、作息時間以及急性病症有關。壓力過大或者神經緊張到一定程度就會削弱脾腎的功能，從而導致水濕運化受阻，形成眼袋；作息時間顛倒、生活不規律會引起內分泌紊亂，從而導致血氣不足；而急性腎炎患者在早上起床後會出現上下眼瞼水腫，這是脾虛、脾熱的症狀。

食用蘋果能夠緩解壓力，蘋果含有的芳香烴還能夠幫助睡眠，解決休息不當造成的紊亂和眼袋。

經典食療

蘋果燉魚

【食材】蘋果五百克，草魚一條（大小適中），生薑十克，紅棗十枚。

【做法】將蘋果去皮去核，切成塊狀，將紅棗去核待用。將魚用油煎炸至微黃。在砂鍋中加入清水，大火將水煮開，後放入全部材料，關小火煮約兩個小時，隨後加入鹽、味精等調味品便可食用。

八、惹人怒的熊貓眼

小靜最近被冠上「國寶」的稱號，正因為她的兩個黑眼圈實在是太顯眼了，讓人一看到就會聯想到熊貓。然而，這對熊貓眼並不討客人歡喜，同時讓她感到相當困擾。

【老中醫問診記】

本來小靜是不在乎這個的，但是今天老總找她談話的時候，順便提到要帶她去洽談業務，希望她能把熊貓眼治好，無奈之下，她來到外公的診所。

外公看到她的時候吃了一驚，因為她的熊貓眼已經很嚴重了，這雙眼睛讓她看起來像女鬼一樣。外公看了她的臉色，給她把脈之後鬆了一口氣，原來她是屬於青黑色眼圈，主要原因是作息時間不正常、眼睛疲勞、精神壓力大等。外公提醒小靜不要掉以輕心，因為她不僅休息不足而且腎氣兩虧。如果繼續發展下去，小靜該擔心的就不僅僅是黑眼圈了。

小靜聽了外公的話之後恍然大悟，回去之後十分注意休養身體，多食用含鐵和蛋白質的食物，例如木耳和紅肉。大約一個星期之後，小靜的黑眼圈就不再明顯了，終於可以光鮮亮麗地跟著老闆出去洽談業務了。

【老中醫病理剖析】

年輕人有黑眼圈主要是作息時間不規律等造成的。黑木耳含有蛋白質等多種營養素，不僅如此，木耳含有大量的鐵，能夠大量補血，緩解因為壓力、熬夜等造成的眼部皮膚血液迴圈不暢。中國古代專門記載草藥的書籍《本經》，裡面就提到紅棗味甘性濕，能健脾養胃，還能補氣養血。紅棗還有增強肌力、安神解乏的作用，如此一來，多食用紅棗能夠緩解壓力，解決睡眠品質不佳的問題。富含鐵和蛋白質的食物有很多，如動物肝臟、海帶以及紅肉等。

外公提醒，雖然紅棗口味好，但是食用過量會導致脹氣和消化不良，而且紅棗中糖分較高，並不適合所有人食用。木耳有降血糖的作用，所以木耳和紅棗同食會有兩全其美的作用。

經典食療

紅棗木耳羹

【食材】紅棗三十枚，木耳十朵，豬肝三百克，生薑五克，鹽適量。

【做法】黑木耳洗淨泡發備用，豬肝洗淨切片，生薑去皮切細絲，紅棗去核。在鍋中加入清水煮沸，然後放入黑木耳、生薑以及紅棗，煮一小時後加入豬肝，待豬肝煮熟後加入食鹽調味即可食用。

九、無法啟口的黃板牙

別人笑起來都是「明眸皓齒」，靜芬笑起來卻是滿口黃牙，因此她很少在人前開口笑。

不過，這樣一來卻帶給別人高傲的印象，所以她的人緣一直都不是很好。

【老中醫問診記】

這些都不足以讓她難堪，讓她難堪的是大學畢業的時候，一起實習的眾多實習生有個令她十分中意的男生，她試圖接近對方，但是最後還是被拒絕了。後來無意間聽說那個男生拒絕她的原因，竟然是嫌棄她牙齒黃，大大打擊了她的自尊心。

於是來到診所，外公看了她的牙齒，發現牙齒內部也存在黑斑，而黃色斑點似乎已經滲入牙齒內部並伴有齲齒。外公建議她多食用涼拌生菜，平常要少喝可樂等碳酸飲料，多飲用茶湯，因為喝茶或者用茶漱口不僅能夠預防口臭，還能治療齲齒。

靜芬聽從外公的建議，三餐增加生菜和茶湯的食用，沒過多久黃牙就治癒了，成了一個名副其實的明眸皓齒。

黃牙的形成有三個主要原因：一個是日常飲食中氟含量超標從而影響牙胚鈣化；二是兒童時期服用了四環素形成的四環素牙；最後一種則是經常抽煙導致的黃牙、黑牙。

黃牙患者要注重平常的飲食，儘量少服用刺激性食物或藥品。中醫認為，現在市場上流行的美白牙齒的方法雖然見效快，但是在一定程度上會對牙齒造成傷害。因為它們都是用漂白粉對牙齒進行強力漂白，這種治療方式下，牙齒本身的光潔度和抗腐蝕能力會越來越低。

中醫建議每天早晨起床後要用鹽水漱口。《禮記．內則》就提到「雞初鳴，鹹盥洗」，意思就是早上起來要洗臉漱口。隋代巢元方的《諸病源候論》也有關於漱口的記載：「食畢常漱口數過，不爾，使人病齲齒。」也就是說飯後漱口有利於牙齒健康，不得齲齒。唐代孫思邈的《千金方》更是提出了用鹽刷牙漱口的可行性。

因此，黃牙並不是難治之症，只是需要耗時很久，治療需要患者的耐心配合。

經典食療

涼拌生菜

【食材】圓頭生菜一棵，食鹽十克，醋兩匙，香油一匙，耗油少量。

【做法】生菜洗淨切絲，加入鹽、醋、香油和幾滴耗油拌勻即可食用。

茶湯

【食材】糜子米三百克，紅糖、白糖各四十克，桂花醬十克。

【做法】糜子米編按洗淨碾碎做成糜子粉，用涼水和開水對半加入碗中，再加入糜子面調成糊狀，然後加入三百毫升開水將糊沖熟。慢慢使麵糊變成茶湯，加入白糖、紅糖和桂花醬，攪勻就可食用。

【編按】糜子米（Panicum miliaceum），又稱黍、黍米，是禾本科黍屬的飼料作物和穀物，磨成粉後可來釀酒或作糕點。

十、要人命的牙痛

「牙疼不是病，疼起來要人命！」王阿姨被牙疼折磨了兩天終於受不了了，跑到診所找醫生。

老中醫：「這是肝腎兩虧導致的虛火旺盛，引發牙齒疼痛。」

【老中醫問診記】

外公看到王阿姨的半邊臉都已經腫起來了，這時候基本確定應是虛火牙痛症，為了確診，外公將手伸入阿姨口腔中，晃動牙齒，結果發現她的牙齒有鬆動的跡象，於是斷定她正是肝腎兩虧導致的虛火旺盛，所引發的牙痛。

這個時候她已經痛得受不了了，甚至想讓外公幫她把痛的那顆牙拔掉，但是外公制止了她，拔牙是治標不治本，火氣盛導致的牙疼，只有通過去火才能徹底解決。

談話期間，有人從房內端來一碗藥，趕緊讓她喝下。原來，外公確定她是虛火牙痛的時候，就讓人先煮了兩冬粥。這個兩冬粥是用麥冬和天冬各五十克煮成的。

李時珍《本草綱目》第九卷中記載，「石膏」亦稱細理石，又名「寒水石」，主治中風寒熱，有解肌發汗、除口乾舌焦、頭痛牙疼等功能，乃祛瘟解熱之良藥。由此可見，兩冬粥對牙疼肯定有很大的幫助。

王阿姨服用幾個小時後，牙疼症狀果然得到緩解，但還是輕微疼痛。後來外公又推薦了幾種食療，她回家吃了之後，症狀果然得到緩解，一個月之後，牙疼再也沒有出現。

【老中醫病理剖析】

中醫中，牙疼普遍被認為是牙神經疼痛，外公說疼痛主要是氣血不通、虛火上炎造成的。虛火上炎引發內分泌失調，血液迴圈受阻導致牙齦腫痛、出血甚至牙髓血管發炎壞死。這些病症患者不能吃冷、熱、酸、甜等刺激性的食物。

外公說要想根治牙疼病，就要滋陰降火、滋腎養肝。虛火牙疼在午後疼痛較為嚴重，因為午後陽氣旺盛，會助長虛火上炎。虛火上炎若不好好治療則會引發一系列炎症。為此，外公建議多食用動物肝臟、骨頭湯等滋腎養肝的食物。

經典食療

貽貝葰蓉黑豆湯

【食材】貽貝、葰蓉各三十克，黑豆一百五十克。

【做法】貽貝、黑豆洗淨待用，葰蓉切片，將上述食物加清水放入鍋中蒸煮，煮熟後可服食。

狗肝菜豆腐湯

【食材】狗肝菜兩百五十克，豆腐兩百五十克。

【做法】將上述食物洗淨加水煮熟，去掉狗肝菜，加調味料，喝湯吃豆腐。

生地骨碎補豬腎湯

【食材】骨碎補十五克，豬腎一個，生地三十克，食鹽適量。

【做法】將豬腎洗淨，在鍋中加入清水，放入骨碎補、豬腎、生地煎湯，吃豬腎喝湯便可。

經典食療

生地元參鴨蛋湯

【食材】生地三十克，元參二十克，鴨蛋一百五十克，冰糖二十五克。

【做法】鴨蛋洗淨跟生地同煮，煮熟後去殼，加入生地、元參稍煮片刻，加入冰糖，喝湯吃蛋。

兩冬湯

【食材】麥冬五十克，天冬五十克，大米一百克。

【做法】將麥冬、天冬洗淨切碎，同大米加水適量煮粥，每日一次。

十一、聲音沙啞

陳老師今年四十歲，已經在學校服務了二十多年，最近她常感覺呼吸困難，聲音沙啞，不僅如此，她的食慾也大大降低了。

老中醫：「若是過度用嗓，可能會在聲帶處發生病變，嚴重者甚至要切除聲帶，不可不慎！」

【老中醫問診記】

為了不影響日常的生活和教學，她來到診所。檢查後發現她患有輕微哮喘，伴有扁桃體發炎等病症。外公說她的病是由過度用嗓引起的，若不及早治療，嚴重者甚至要切除聲帶。

外公的一番警告讓陳老師當場呆住，外公連忙安慰現在只是初級階段，還沒有出現進一步的狀況，所以不用擔心。外公再次替她把脈，發現她有血虛的症狀，於是建議她食用食醋煮白蛋，因為中醫認為雞蛋能夠養血潤燥，而醋又能夠活血止痛，食用醋煮雞蛋能夠在一定程度上緩解聲音沙啞的症狀。

陳老師此後每天早上都食用醋煮雞蛋，沒過多久聲音就恢復到以前的洪亮狀態。對此她感到很不可思議，更加信服老中醫的智慧。

【老中醫病理剖析】

聲音沙啞的主要原因就是用嗓過度，不過也有些是例外。有的人血虛、陰虛，聲帶充血、腫脹，直接的結果就是聲音嘶啞。而醋能夠活血化瘀，民間就有用醋搓關節扭傷處的偏方，雞蛋則被認為是改善患者血虛的良藥。《本草綱目》記載，醋能夠「理諸藥」，醋煮雞蛋能夠發揮一加一大於二的效果。

但是外公提到，這種方法並不適合所有人，胃酸過多的人採用此法反而會傷害自身。這個時候可以服用利於去火的藥物或食物，如百合、雪梨以及澎大海等。百合味甘微苦，能夠去火消腫，雪梨與冰糖同煮能夠潤肺化痰，防治咳嗽和嗓子腫痛，澎大海則能夠清涼嗓子，使嗓子疼痛得到緩解。

單單靠食療是不能達到立竿見影的效果的。聲音嘶啞者最好不要大聲叫喊，要留意用嗓，平時注意休息，儘量不要熬夜，少吃辛辣刺激性食物，少抽煙喝酒。食療和良好的生活習慣搭配，治療效果是非常明顯的。

經典食療

川貝百合燉雪梨

【食材】川貝十二克，乾百合四十克，雪梨一百五十克，冰糖十克，陳皮五克。

【做法】將川貝、百合、陳皮洗淨在水中浸泡，十分鐘後撈出。雪梨去皮、去核。放置待用，將川貝、百合、陳皮、雪梨同冰糖一起放入燉盅內，加適量水燉約三小時可食用。

雙白湯

【食材】鴨蛋五十克，蔥白十克，麥芽糖五十克。

【做法】鴨蛋取蛋清備用，蔥白切小段備用，在鍋中放入三百五十毫升清水，後加入蔥白和麥芽糖煮食分鐘。水煮沸後倒入蛋清，拌勻後煮沸可食用。

冰糖膨大海

【食材】膨大海四顆，冰糖二十克，水五百毫升。

【做法】把膨大海和冰糖同放入茶杯，開水沖泡，放涼飲用。

經典食療

參貝雪梨蟲草湯

【食材】冬蟲夏草、川貝、花旗參各十五克，雪梨兩百五十克，瘦豬肉兩百克，調味料少許。

【做法】花旗參、蟲草、川貝洗淨，花旗參切片，雪梨去皮、去核、切塊。把上述食物放入砂鍋內加水煮沸，約三個半小時後可加入少量食鹽食用。

醋煮雞蛋

【食材】米醋兩百五十克，雞蛋三個。

【做法】雞蛋洗淨後和米醋一起放入鍋中，煮上二十分鐘後撈出，剝皮後繼續煮十五分鐘後，即可吃雞蛋飲醋。

十二、嘴唇保水戰

小麗的嘴唇一年四季都在乾燥起皮，嘴唇上的皮總是乾硬，一點都沒有動人的感覺。
老中醫：「這是因為陰虛低熱、體內缺水造成的嘴唇乾裂。」

【老中醫問診記】

每次嘴唇起皮的時候小麗就想用手撕掉，但是每次都會把嘴唇弄出血。雖然塗了潤唇膏會好一些，但終歸不能徹底治好嘴唇乾荒的毛病，於是她來診所找外公治療。

外公看到她的嘴唇後便問是否抽煙，她回答是。外公告訴她抽煙的人容易嘴唇乾裂，主要是煙草中的物質會阻礙嘴唇正常的營養供應。外公替她把脈後，對病情有了大致的瞭解。發現是因為陰虛低熱、體內缺水造成的嘴唇乾裂，只要注重日常飲食，多食用富含維生素的食物，多喝水，嘴唇乾裂的症狀就能夠得到緩解。

外公推薦了幾款食物，蔬菜中多吃薺菜、黃花菜等；多吃水產品，如海帶、海蜇等；禽類也不能錯過，烏骨雞等都是非常滋補的食物。她按照外公提供的食譜治療了半個月，嘴唇變得水潤，再也不乾燥掉皮。

【老中醫病理剖析】

嘴唇乾裂一般會發生在秋冬季節，因為秋冬季節乾燥，風力較大，容易造成唇部表面水分流失。造成唇部乾燥的原因是患者平時不注重對水分的攝入，厭食、挑食導致體內維生素和微量元素的缺乏。所以平時要攝入平和偏冷的食物，這樣能夠在一定程度上解除低熱的危機。

四季乾唇的人可以在不同季節選擇不同的食物，如春天可以食用薺菜、各種魚類和水果；而夏季食物種類最多，所以選擇範圍也最大；秋季水果種類也頗多，這個時候可以多食用水果，儘量不要食用溫熱的食物，秋燥不僅會引起唇乾還有可能上火；冬季多食用甘蔗可以去火消熱。

外公說食補對人體並無危害，因此通過食物來治療嘴唇乾是再合適不過的了。嘴唇乾的人在平時生活中要注意對維生素的攝入，外公不提倡患者服用維生素片。外公說，通過維生素片得到的維生素補充，遠遠達不到人體所需的量，而食物容易被人體消化吸收，這才是最便捷也是最有效果的治療方法。

經典食療

山藥燉鵝肉

【食材】山藥五十克，鵝肉兩百五十克，瘦豬肉二十克。

【做法】將鵝肉、豬肉洗淨切丁，用少許鹽醃製，山藥去皮切丁，一起煮熟即可食用。

苦瓜豬肉盅

【食材】苦瓜一根，豬肉兩百五十克，香菇四朵，蝦一百克，雞蛋兩個，蔥、蒜少許。

【做法】苦瓜洗淨去瓤切段，豬肉和蝦、蔥、蒜一起剁碎，加入雞蛋和調味料調餡，之後將餡放入苦瓜中心，再將苦瓜放入盤中，上蒸鍋蒸熟，起鍋後加入芝麻油，撒上蔥花便可食用。

檸檬蜜汁浸櫻桃小蘿蔔

【食材】櫻桃小蘿蔔兩百克，檸檬半個，蜂蜜二十克，食鹽十五克。

【做法】小蘿蔔洗淨去皮、去根後拍打成鬆散狀放入碗中，加入食鹽醃製二十五分鐘，檸檬洗淨，檸檬皮切細絲，檸檬肉分為兩半後擠壓檸檬汁。在檸檬汁中加入蜂蜜，再把醃製的小蘿蔔瀝水，放入檸檬絲，淋上蜂蜜檸檬水，放入冰箱冷藏即可。

經典食療

清炒絲瓜

【食材】絲瓜兩根，蒜四頭，花生油適量，鹽少許。

【做法】絲瓜洗淨去皮切段，鍋中倒油炒蒜，有香味後加入絲瓜，加鹽翻炒，熟後裝盤食用。

竹筍炒三絲

【食材】竹筍三百克，紅蘿蔔八十克，西洋芹六十克，黑木耳六十克，鹽十克，雞粉十克編按，米酒三十克，香油十克。

【做法】竹筍切絲，放入鍋中煮熟，撈出瀝乾水分；紅蘿蔔洗淨去皮切絲；黑木耳洗淨切絲，西洋芹去根莖切絲；將西洋芹放入開水中燙熟，並在冷水中浸泡。在鍋中倒入油，放入蔥、蒜炒香，再依次加入紅蘿蔔、竹筍、黑木耳等，炒三分鐘後拌好調味品後即可食用。

【編按】雞粉，是一種調味用味精，讓食物烹調過程提升美味，由於大多並非真正取自雞肉，而是採用化學物品作為原料，因此並不建議過度食用，可選購自然增鮮的調味料為宜。

十三、壞口氣快走人

張潔是一位百貨公司的銷售員，一直兢兢業業工作，但還是被顧客投訴了。勤勞工作的她並不知道為何會得罪顧客，直覺被誤解了，於是趕緊找領班問明原因。

【老中醫問診記】

領班說，原來是她的口氣很難聞，跟顧客說話時給人一種很不好的感覺，基於這個原因，領班也對她下了最後通牒：如果一週內口氣沒有減輕，那麼就只有辭退她，因為銷售員的工作需要直接跟顧客接觸，同時影響客人對百貨公司的觀感。

張潔很苦惱，於是請假來到外公的中醫診所。外公發現她的口氣已經很嚴重了，外公讓她張開嘴，伸出舌頭，發現舌苔很厚，而且牙齦也有出血的症狀。於是外公問她是否伴有便秘等病症時，她吃驚地看著外公頻頻點頭。

外公得出結論：她的口氣是虛火旺盛引起的。虛火旺盛導致內臟功能失調甚至紊亂，腸胃的作用得不到發揮，所以她會便秘，而一般人會認為便秘是小事，往往會忽略它背後的主要病因，還以為自己的口臭是口腔清理不徹底造成的呢。

得知原因的她立刻向外公請教，於是外公給她一些建議：多食用養胃補腎的食物，如百合、杏仁等。張潔遵照外公的囑咐進行食療，一週後就回去上班了。她再也沒有因為口氣而被顧客投訴。

【老中醫病理剖析】

外公說，口臭極度影響一個人的形象，好在是可以治療的，只要找到源頭就能夠根治。有人口臭是因為吃了刺激性食物，如蔥、大蒜或洋蔥，又或者是喝酒、抽煙後未及時清潔口腔而造成的口氣嚴重，但這只是短暫的。還有一類是因為身體內部出現病原（多為胃病），這類人的口臭會一直伴隨著胃病，只有將胃病治好了才能徹底治癒口臭。

胃火旺盛，腸胃系統紊亂，消化系統出現問題，此時可能會出現便秘甚至更嚴重的腸胃出血。這個時候病人就會出現口臭這一症狀，而胃火主要是腎陰不足造成的。中醫認為人體各個經脈都相互連通控制，牙齒屬於骨骼，也同屬於腎、手、足陽明經絡，所以內臟病變會出現口臭。

中醫認為百合是理胃健脾的首選，因為百合味甘微苦，能夠滋陰潤肺、解熱清補。所以外公推薦張潔食用百合粥，而且百合粥還具有美容的功效。

經典食療

百合綠豆粥

【食材】百合五十克，綠豆五十克，冰糖若干。

【做法】綠豆在水中浸泡三小時，百合洗淨，把綠豆百合放入水中煮熟，加入適量冰糖即可食用。

百合粳米甜杏粥

【食材】粳米一百克，百合三十克，甜杏仁二十克。

【做法】將粳米洗淨浸泡二十分鐘，百合、甜杏仁洗淨後與粳米同煮，煮熟後可加入少量蜂蜜食用。

荔枝粥

【食材】乾荔枝八顆，粳米五十克，冰糖兩塊。

【做法】將乾荔枝去殼，粳米洗淨浸泡三十分鐘，後將二者放入鍋中同煮，煮熟即食，偏好甜食者可加入冰糖。

經典食療

薄荷粥

【食材】新鮮薄荷葉三十克，粳米六十克。

【做法】薄荷葉洗淨放入鍋中煮水，水開後濾出待用。粳米洗淨浸泡二十分鐘後放入鍋中煮熟，隨後加入薄荷葉汁，繼續煮到粥開為止。

十四、白髮產生

王薔今年二十出頭，正是風華正茂的年紀，但她卻是一頭灰白的頭髮，遠看著就像年過六旬的老人。為了能夠出門見人，她特地到理髮店裡把頭髮染黑，誰知第二天頭皮就過敏了，逼得她不得已求助老中醫。

【老中醫問診記】

外公給她把脈，又看了看她的舌苔，發現她是腎虛血熱，是典型的少白頭。外公告訴她只有中藥能夠治好她，這時候她有點猶豫，因為工作忙，煮中藥太麻煩，於是外公建議她吃一些補腎養肝的食物，如菠菜、黑豆、紅豆、黑芝麻、胡蘿蔔、動物肝臟等。因為菠菜能夠改善人的血液迴圈，促進人體的新陳代謝。《本草綱目》就提到菠菜能夠養血潤燥。

因為她屬於少白頭，所以外公認為她是少陰腎經虛弱，再加上她工作忙，沒時間熬中藥，於是建議她採用食療的方法解決少白頭的問題。

她回家後每天早上吃各種豆子煮的粥，中午多食用蘿蔔、木耳等食物，晚上就吃粥或者喝湯，飯後還把大棗、柿子、桑葚等當零食吃。結果一個月不到，她的灰色頭髮顏色開始加重，也就是她的頭髮開始變黑了，讓她高興地立刻跑到診所，想要當面感謝外公的幫助。

【老中醫病理剖析】

頭髮變白主要有兩個原因：一個是年齡增加造成的，另一個就是腎氣虛弱造成的。

少白頭主要是由腎氣不足造成的。《諸病源候論》就提到「足少陰腎之經也，腎主骨髓，其華在髮。若血氣盛，則腎氣強，腎氣強，則骨髓充滿，故髮潤而黑；若血氣虛，則腎氣弱，腎氣弱，則骨髓枯竭，故髮變白也」。所以要根治這種病症就要益氣養血。

菠菜味甘性冷，有極高的食用價值，中國古代稱之為「紅嘴綠鸚哥」，而古代阿拉伯人更是把它放在了「蔬菜之王」的位置上，可見其深受人們喜愛。

李時珍的《本草綱目》提到食用菠菜會「通血脈，開胸膈，下氣調中，止渴潤燥」。由此可見菠菜能夠袪除胃熱，不僅如此，它還能疏通血脈，開胸下氣，是益氣養血的良方。

經典食療

粳米菠菜粥

【食材】菠菜、粳米等量共五百克，食鹽、味精少許。

【做法】菠菜洗淨在開水中燙一下，切段備用。將粳米洗淨煮粥，粳米煮熟時加入菠菜繼續煮，粥變稠後關火放入食鹽和味精。

蝦米菠菜粥

【食材】菠菜三百克，大米兩百克，蝦米五十克，鹽十五克。

【做法】大米洗淨浸泡二十分鐘後放入鍋中煮，蝦米洗淨泡五分鐘後放入鍋中。菠菜洗淨切小段，待鍋中大米煮成粥後加入，繼續煮至菠菜變軟，加入食鹽後可以食用。

十五、脫髮困擾

孫瑜是一名高中生，高二上學期開始發現自己的頭髮有脫落的現象。不只梳頭髮時掉落，洗頭的時候掉得更厲害，睡醒時枕頭上也都是頭髮，令孫瑜越來越害怕，覺得自己是不是得了什麼疑難雜症。

【老中醫問診記】

後來媽媽帶她來到診所，外公替她把脈之後，告訴她掉頭髮是由氣血兩虛導致的肝腎不足，血氣淤積在毛囊內。中醫認為髮為血之餘，氣虛則血弱，髮根沒有血氣滋潤後不能正常休養才會脫落。

孫瑜的媽媽急著問外公，這病能否治好，外公讓她們不用擔心，中醫可以通過內調促進血液迴圈，補血養氣，從根本上治療脫髮。

孫媽媽又問脫髮治好後，是不是以後都不會掉頭髮，外公說這是不可能的，因為人體每天都有正常的新陳代謝，而頭髮也是其中的代謝之一，所以不可避免地會出現脫髮，但那只是小部分，不用驚慌。孫媽媽恍然大悟，忙問治療的辦法，外公主張通過攝入補血養氣的食物治療，主要為何首烏、黑芝麻和堅果等。

從外公診所出來後孫媽媽帶著女兒買了一堆外公推薦的食物，準備回家食用。兩週後，孫媽媽又一次來到診所，她說女兒的頭髮脫落沒有以前厲害了，這種轉變讓她們一家都很高興，所以特地來感謝外公。

【老中醫病理剖析】

中醫認為「人秉天地之氣而生」，因此脫髮與自然原因有著密切的關係，季節的變化就是其中之一。但是大量脫髮就是一種極其不正常的現象。

外公說，髮與肝腎有著密切的關係，而肝腎又與血氣息息相關。中醫認為腎藏精肝主血，其華在髮，所以肝腎虛弱則會出現脫髮。肝腎虛弱是血氣不足造成的，一個人血氣不足就容易生病，身體羸弱，身體營養不良，頭髮就會隨之缺乏營養。有的人一場大病之後會出現頭髮稀疏的現象，其主要原因就是大病損傷了血氣。

何首烏、當歸、菟絲子等都是治療脫髮的中草藥，把這些中草藥同一些食物放在一起做成藥膳能夠在飽餐的基礎上治療脫髮的病症，一舉兩得。

脫髮除了身體原因，還有心理方面的影響。心情抑鬱、精神壓力大的人脫髮機率，比豁達開朗的人高上好幾倍，因此保持良好的情緒，也是治療脫髮很有效的方法。

經典食療

三子核桃肉益發湯

【食材】瘦豬肉一百五十克，女貞子二十克，菟絲子二十克，乾覆盆子二十克，核桃十二克。

【做法】將女貞子、覆盆子、菟絲子洗淨待用，核桃肉搗碎，瘦肉洗淨切大塊，將上面所有食材放入鍋中加水煮，煮至出味，隨後加入薑、蔥以及其他調料，去渣，即可飲用。

首烏黃精魚

【食材】何首烏二十克，黃精十克，當歸十克，石斑魚五百克，薑、蔥、蒜適量，食鹽少許，米酒半碗。

【做法】將何首烏、黃精、當歸等藥材加三碗水熬成一碗，倒出備用。蔥切段備用，薑切片備用，將石斑魚洗淨切圓塊放入鍋中加藥汁和薑片同煮。煮熟後盛出加入鹽和蔥、蒜以及米酒便可食用。

經典食療

黃燜鴿肚

【食材】鴿肚五百克，三黃雞七百五十克，雞爪一只，豬皮三百克，老湯兩千克，冰糖一百五十克，食鹽一百五十克，味精兩百克，白糖一百克，乾蔥頭五十克，鮮薑五十克。

【做法】鴿肚洗淨煮至八分熟，撈出待用；將鍋燒熱加入白糖熬製成暗紅色，再加水熬成糖色，放涼待用。將料包放入老湯中燒開，加入冰糖、食鹽、味精以及糖色和蔥、薑，待湯汁變黃燜汁後備用。鴿肚洗淨後放入黃燜汁中，用小火煮熟，然後浸泡十分鐘，撈出後可食用。

花生衣紅棗湯

【食材】紅棗十五顆，花生米一百五十克，紅糖適量。

【做法】花生米在水中浸泡，取下花生皮，將紅棗和花生紅皮放入鍋中，再加入浸泡花生米的水，煮三十分鐘後加入紅糖，放涼飲用。

經典食療

西蘭花香菇木耳肉片湯

【食材】西蘭花兩百五十克，香菇十克，木耳十克，薑五克，食鹽、雞粉各適量。

【做法】西蘭花洗淨切小朵，木耳洗淨泡發切細絲，香菇洗淨泡軟切細絲，豬肉洗淨後切薄片，再用鹽、雞粉、生粉、醬油等調料醃製兩個小時，在鍋中加水燒開後加入薑片、香菇及木耳，煮開時加入肉片，再次煮開時加入食鹽和雞粉攪拌後便可食用。

十六、甩掉富貴手

小麗今年才二十歲，但是她的富貴手已經有三年了。她的手指指尖和兩側都起了很多水泡，那些水泡很癢，撓破後會流出膿液。每次手上長水泡的時候，她的指甲就會凹凸不平，而且手還一直脫皮，讓人看得怵目驚心。

【老中醫問診記】

難受至極的她來到診所，外公看了她的手，用針挑破了一個小泡，頓時就有液體從泡中流出，外公用手沾到膿液，發現液體很黏，而且還有一股比較難聞的氣味。外公診斷其為「濕疹」，也就是我們俗稱的「富貴手」。

患上富貴手的人不能輕易接觸水，否則會疼癢難忍。不僅如此，對待刺激性洗滌用品，他們也要敬而遠之。

這時候，小麗的手奇癢無比，連問外公有什麼辦法能夠止癢，外公告訴她雖然塗抹西藥能夠使手癢暫緩，但是想要徹底治癒富貴手只能依靠中醫，因為中醫能夠抓住病源，從根本上解除疾病的危機。外公告訴小麗，她的富貴手是陰血虧虛造成的，只有通過治療血虛才能夠治好富貴手。

隨後，外公向小麗推薦了中醫食膳，讓她一週內至少服用四次。小麗開始半信半疑，但還是堅持食用了，半個月後，她的手發癢的次數減少了，而且癢的程度也沒有以前那麼嚴重了，於是她繼續使用外公推薦的食療，終於在半年後徹底治癒了她的富貴手。

【老中醫病理剖析】

花生有較高的藥用價值，《本草綱目》中記載「落花生粥有健脾作用」，食用花生粥能夠健脾利胃、滋陰補血，對於治療富貴手有奇效。

但是這種療法對有些患者沒有效果，因為他們不僅血虛而且陽氣不足，雖然食用了補血養氣的食物，但是食物的營養物質無法輸送到全身，再加上陰虛不足，所以始終無法解決富貴手的頑疾。針對這種情況，我們只要在滋陰補血的藥物中加入一些補氣補陽的食物就能夠保證治療效果了。而黃芪、附子以及乾薑等都是補陽的上選。

中醫認為粳米具有補中氣、養陰生津等作用。《滇南本草》一書記載了粳米「治諸虛百損，強陰壯骨，生津，明目，長智」。由此可知，粳米可用於脾胃虛弱等症的治療。而薏米是中國傳統食物之一，能夠治療內虛造成的濕疹，《瑣碎錄》詳細記載了薏米具有暖胃益氣的作用。因此，多食用粳米和薏米也能夠治療富貴手。

經典食療

薏米湯

【食材】紅豆兩百克，薏米兩百克，冰糖八十克。

【做法】將紅豆、薏米洗淨浸泡半小時，在鍋中加水，放入紅豆、薏米，開大火將水燒開，隨後關小火煮，粥煮爛後加入冰糖攪拌，待冰糖全部溶化後盛出食用。

花生粥

【食材】生花生五十克，粳米一百克，冰糖十克。

【做法】粳米洗淨放入鍋中，花生洗淨搗碎放入鍋中，在鍋中加水一升，開大火煮開後關小火慢煮，米爛後放入冰糖，放涼食用。

十七、和腳氣病說再見

張倩今年二十八歲了，卻被腳氣折磨了五年之久。她的腳底長了很厚的一層繭，腳趾夾縫中還有很多脫皮，這些脫皮奇癢無比，而且還會脫落皮屑。

【老中醫問診記】

只要在家，她總是忍不住抓癢，被她抓過的地方都會皮破流血。不僅如此，足部的癬還會傳染到腳的各個部位，有的地方還出現了水泡。

外公見她穿了一雙運動鞋，就請她脫掉鞋子，脫下鞋子後，空氣中立刻臭氣熏天，這時連她自己也有點不好意思。原來她不僅有腳氣而且還伴有腳臭。

外公告訴她，平時盡可能地少穿運動鞋等透氣性不好的鞋子，盡可能保持足部的潔淨乾燥。她提到腳氣已經困擾她四五年了，夏季的時候她也不能跟別人一樣穿高跟鞋，因為氣味實在讓人受不了，為了治療腳氣已經花了她不少工夫，內服外用的藥物不在少數，但是一點兒效果也沒有。在她就要放棄的時候，聽說中醫治腳氣能夠連根拔除，所以抱著希望來到診所。

外公告訴她腳氣是可以根治的，腳氣主要是由體內虛熱、內分泌失調以及體內微循環失調等原因造成的。服用一些排毒涼血的食物能夠在短時間內解除腳氣的困擾，因為她的腳氣病歷時太久，所以要通過長期的食療才能夠徹底解決。

外公也推薦了幾款食物，叮囑要經常食用，兩個月後腳氣就得到了緩解，更讓她開心的是她的腳臭也沒有以前重了，這讓她對徹底治好自己的腳氣有了信心。

【老中醫病理剖析】

中醫認為，形成腳氣的主要原因是身體有虛熱淤毒，導致人體免疫力下降，體內各器官失去平衡。而中醫主要通過「排毒涼血修復法」進行治療。主要通過藥物泡腳以及湯膳來治療。食用消炎解毒的食物或藥物，如知柏地黃丸等比較平和的藥物。

對於體熱的人而言，苦參是治療腳氣最有效的藥物。但《本草經疏》中提到長時間服用苦參會損害腎氣，所以身體不虛熱的人儘量少接觸。而紅棗在中醫界被稱作是緩和藥性的「中間人」，不僅如此，多食用紅棗能夠補充人體所需要的營養，增加機體功能，提高人體抵抗力。對治療腳氣有一定的輔助作用。

腳氣發作還和風熱、濕熱有關，風熱、濕熱會導致血虛、皮膚瘙癢和內分泌失調，這些因素也會導致腳氣。多食用疏風、清熱、祛濕的食物是解決腳氣問題的關鍵。陳皮性溫味辛微苦，能夠調理內臟，從而解決由內臟功能失調引起的內分泌失調，更進一步地除濕、解燥。

紅豆味甘性平，能夠治療下水腫，它的葉子能夠祛除煩熱。李時珍在他的《本草綱目》中詳細記載了紅豆的藥用價值：「行津液，利小便，消脹、除腫、治嘔，而治下痢腸，解酒病，除寒熱癰腫，排膿散血。」中醫更是把紅豆作為利水除濕、清熱解毒的「靈丹妙藥」。

治療腳氣不能只依靠食療，日常生活習慣也很重要，要保持腳的乾燥和潔淨。不僅如此，還要盡可能少地食用容易發汗的刺激性食物，如辣椒、蔥蒜等。

經典食療

花生紅棗鳳瓜湯

【食材】花生米九十克，紅棗十枚，雞腳十隻，瘦肉一百克，陳皮二十克。

【做法】紅棗去核後待用，其他材料洗淨備用，鍋中加水煮陳皮後加入瘦肉和雞腳，半小時後加入紅棗和花生，煮熟後加入調味料便可食用。

經典食療

紅棗陳皮赤豆湯

【食材】陳皮四克，紅豆八十克，花生米一百二十克，紅棗十枚。

【做法】將上述食材洗淨放入鍋內加水煎煮，煮熟後放涼便可食用。

青魚煮韭黃

【食材】青魚五百克，韭黃兩百五十克，食鹽少量。

【做法】青魚洗淨，表面塗食鹽去腥，放入清水中煮，加入韭黃，煮開後加入少量食鹽便可食用。

丁香苦參湯

【食材】丁香、大黃、苦參、明礬、地膚子、黃檗、地榆等量共十克。

【做法】將所有藥材放入盆中，將煮沸的開水倒入盆中，放置水溫為攝氏四十度左右用以泡腳。

十八、變身一夜好眠的睡美人

白天睏得站著都能夠睡著，夜裡卻興奮地躺在床上難以入眠，這就是趙晴的狀態。

因為如此，令她在工作中出現了不少失誤，被主管釘了許多次。

【老中醫問診記】

趙晴為此苦惱不已，她也不知道自己是怎麼回事，因為晚上睡不好所以造成白天嗜睡，通常是頭腦混沌，而且記憶力很差，總是說東忘西。夜裡卻又東想西想導致睡意全無，具體想的是什麼也弄不清楚。

屢次被老闆教訓，趙晴也很不舒服，於是她決定夜裡當個「睡美人」好好睡覺，結果還是沒有用，因為似乎一到晚上腦子就不受控制了。

受睡眠問題困擾的趙晴不得已來到診所，外公看到她就知道她是長期被睡眠問題折磨的人。因為她雙眼周圍發青，眼球有血絲，嗓子乾啞。不僅如此，外公從她走路的節奏也看出她最近性情暴躁，總是忍不住發脾氣。

趙晴見到外公就開始向外公倒苦水，她說的話跟外公推測出來的情況八九不離十，因此判斷她的症狀是長期失眠造成的，並為她開了三款靜心食膳，趙晴食用後的一個星期就再也沒有失眠過。

【老中醫病理剖析】

失眠是現在大多數人都有的「頑疾」，但有的人是時段性失眠，而有的人則是經常性失眠。造成失眠的原因有很多，中醫一般認為失眠主要與人體內臟有關，心神不安則不能安寢，心神安寧則容易入睡。

心臟有問題會導致心臟供血不足，從而引發心神難養、安寧不再的狀況。而人的五臟六腑是一個整體，所謂「牽一髮而動全身」，心血不足是脾臟傷病引起的，脾虛而心血不足，而後心神不寧，難以入睡。

針對這種狀況，外公推薦大家食用含有寧神成分的食物，如蓮子、龍眼、百合等。

蓮子屬於睡蓮的一種，《隨息居飲食譜》說蓮子者，鮮者甘平，乾者甘溫，因此蓮子的清心醒脾、養心安神的作用不容小覷。而龍眼肉味甘性溫，健脾補心，食用龍眼能夠治療因身體贏弱造成的失眠；百合性微寒，能夠清熱潤燥，清除心煩，安寧心神，多食用百合可以治療熱病後餘熱未消、精神恍惚、失眠盜夢等症狀，不僅如此，百合的美容作用也是極佳的。

經典食療

靜心湯

【食材】龍眼肉、川丹參各九克。

【做法】將龍眼肉和川丹參放入砂鍋加兩碗水煎成半碗，睡前飲用。

龍眼蓮子湯

【食材】龍眼、蓮子等量共兩百克，粳米一百克。

【做法】粳米洗淨浸泡兩小時後，與蓮子、龍眼一同放入鍋中煮，鍋中加入一升水，煮成湯後飲用。

百合綠豆粥

【食材】百合五十克，綠豆五十克，冰糖二十克，牛奶兩百毫升。

【做法】百合、綠豆洗淨後放入鍋中加水煮，煮爛後加入冰糖，飲用時加入牛奶。

文文是名皮膚白皙的高中生，平時非常愛美，但是一到生理期就再也美不起來了。因為討人厭的痘痘，總是會出現在她臉上，而且是很多痘痘一起「萬痘齊發」。

十九、經期冒痘痘

【老中醫問診記】

但奇怪的是，只要生理期一過，那些痘痘也自然地跟著消失。這讓文文有點丈二和尚摸不著頭腦，所以她來到了診所。外公看了文文的臉色，看到她下巴處有很多紅紅的膿包，不僅如此，仔細看還能看到膿包周圍有很多黑色的疤痕。

外公根據往常經驗判斷那些黑色的疤痕就是痘印，可見文文的痘痘已經伴隨她很多年了。後來一問便知道外公說得一點兒也不假。

文文說她每次生理期的時候都會肚子痛，厲害的時候甚至不能做任何事情，只能躺在床上休息。更嚴重的是每次來例假她的臉上都會長痘痘，此起彼伏，直到生理期結束。雖然痘痘出現的時間很短，但是那些痘痘留下的痕跡卻是怎麼也抹不掉。

文文問外公她的症狀是什麼情況，外公替她把脈後告訴她她是陽氣受損，身體偏寒，經期子宮受寒，血氣淤塞不通導致的痛經和經期長痘。多食用溫熱食物能夠緩解經期體寒帶來的危害。

【老中醫病理剖析】

中醫稱子宮為胞宮、女子胞。子宮受寒輕則血氣不暢，經期提前或推遲，嚴重者可能會導致不孕。《神農本草經．紫石英》說：「女子風寒在子宮，絕孕十年無子。」由此可見子宮受寒後果嚴重。

當然，子宮受寒也可能會引發一些其他的病症，如經期痘。月經期間最容易引起內分泌紊亂，而內分泌紊亂的直接後果就是冒出大量痘痘。而子宮受寒會導致血氣淤積，擾亂肝腎功能正常發揮。竹絲雞能夠滋補女性、補腎健脾，其中的食材白果和蓮子能夠輔助竹絲雞補虛調經，胡椒味溫，糯米酒暖胃，調補肝臟，以上的食材同煮能夠為子宮提供溫暖的環境。

中醫一些藥材，是暖宮調經的優選，像是當歸味甘，性溫，能夠補血活血，所以在調經止痛方面有奇效，食用當歸能夠治療月經不調。

暖宮成功後，月經不調等一系列症狀都會減輕，把長痘的罪魁禍首解決後，經期痘自然也就不會再出現，可謂是一箭雙鵰。

經典食療

艾附暖宮湯

【食材】炭烤艾葉一百二十克，醋製香附兩百四十克，吳茱萸八十克，肉桂二十克，當歸一百二十克，川芎八十克，酒炒白芍八十克，地黃四十克，蜜炙黃芪八十克，續斷（又稱川續斷、和尚頭）六十克。

【做法】將上述食材用水煎服。

當歸燉雞湯

【食材】老母雞一千克，當歸二十克，蔥、薑等量共十克，食鹽四克，料理米酒半碗，味精少許，胡椒粉適量。

【做法】老母雞洗淨掏出內臟，當歸洗淨包入紗布放入雞腹中，加上蔥、薑、鹽等佐料。將上述食材放入砂鍋中，用小火燉，雞肉燉爛、雞湯呈乳白色後加入胡椒粉，去掉當歸便可食用。

經典食療

白果蓮子糯米烏雞湯

【食材】竹絲雞五百克，白果十五克，蓮子三十克，糯米三十克，胡椒粒適量。

【做法】竹絲雞洗淨瀝乾水，白果、蓮子、胡椒以及糯米都放入雞腹內，之後將雞腹縫合放入砂鍋中燉煮，大火燒開後關小火再煮三小時，加入調味料便可食用。

二十、偏頭痛

丁靜今年四十歲了，幾乎每年都受頒為優秀教師，極受學生和老師的歡迎。但是丁靜老師卻有一個說不出的痛苦，因為她的偏頭痛經常發作，已經纏繞她十幾個年頭了。

【老中醫問診記】

有一位朋友推薦她來外公診所，看診過程，她還隱約有些頭痛。她告訴外公說自己的頭痛經常無規律地發作，每次發作時額頭兩側和太陽穴處都疼痛難忍。嚴重的時候會出現冷汗直冒、四肢冰冷、噁心嘔吐等症狀，無法進行正常的日常生活。以前治療偏頭痛的時候，她曾經服用了很多西藥，但是一點兒作用也沒有。

外公為她檢查，發現她面色蒼白、手指冰涼，把脈後確認她屬於風痰阻絡。治療種類型的偏頭痛要祛風去痰、通絡息痛。

外公推薦了核桃水和絲瓜根，讓她按療程服用。丁老師回去後交替飲用絲瓜根和核桃水，兩個療程之後，偏頭痛的發作週期間隔得越來越長。外公告訴她要堅持治療，丁老師聽從了外公的叮囑，五個療程之後終於把困擾了她十幾年的偏頭痛徹底治癒了。

【老中醫病理剖析】

偏頭痛好發於女性，因為女性在月經前後體內釋放的物質會導致平滑肌鬆弛，引發血管擴張，造成舒縮功能的紊亂。偏頭痛還跟人的精神有關，因此女性更易出現情緒煩躁、焦慮不安。

中醫認為，要徹底治癒偏頭痛，必須治好風痰阻絡。《重慶草藥》提到絲瓜根能夠通經絡、行血。因此用絲瓜根煮水，能夠連通經絡，促進血液流暢迴圈。核桃具有極高的營養價值，食用核桃能夠安神靜氣，因此情緒焦躁的偏頭痛患者應多食用核桃以及用核桃做成的飲食。

經典食療

核桃水

【食材】 核桃五十克

【做法】 將核桃去殼搗碎，之後放入溫開水中浸泡三十分鐘。

絲瓜根

【食材】 乾絲瓜根九克。

【做法】 乾絲瓜根加水煎湯服用。

二十一、肌膚粗糙

今年三十出頭的小潔，在一家跨國企業擔任創意總監。事業順利的她，應該要開心喜悅的，但是不知怎麼了，她的皮膚開始變得很敏感，不僅沒有彈性而且還經常發癢，讓一向注重外表形象的她，感到十分難受。

【老中醫問診記】

公司同事的推薦下來到外公的中醫診所，向外公說了她的狀況。

外公察看了她的臉，發現她臉部的皮膚和身體其他部位的皮膚很不一樣。她臉部皮膚看起來更加粗糙一點兒，而且還有一些鬆弛。外公看到小潔一臉愁苦後不斷安慰，她的狀況並不是很嚴重，只要通過一段時間的食療就能夠恢復皮膚以前的彈性和水潤。

小潔聽後似乎看到了希望，立刻問外公怎樣才能讓皮膚恢復如初。外公告訴她，皮膚出現粗糙和鬆弛主要是由於人體營養不均，皮膚不能得到充足的營養而出現的「罷工」現象。

這時候小潔提到自己曾經在前一段時間節食減肥。外公說皮膚鬆弛分為幾個階段，而她正好處於初級階段，所以外公建議多食用蜂蜜、香蕉等果飲，補充皮膚所需的營養成分，就能夠使皮膚恢復活力。

小潔聽外公說了之後恍然大悟，回去之後她每天定量喝果汁飲品，一個月之後她再次來到診所，皮膚不僅變得有彈性了，而且還變白皙了。

【老中醫病理剖析】

皮膚鬆弛、失去彈力主要是年齡因素造成的，但是年齡卻不是絕對因素。古人通過食療的方法養顏美容，很多美顏聖品都被大眾接受。

蜂蜜能夠養陰潤燥、護膚美容。中醫認為蜂蜜能解百毒，治百病，具有消炎殺菌、促進傷口癒合的作用。不僅如此，蜂蜜還能促進代謝，喝蜂蜜水能夠促進皮膚排毒，與牛奶同飲能夠在潤滑肌膚的同時美白皮膚。

除此之外，外公還提到了香蕉的作用。香蕉味甘性涼，能夠養陰潤燥，通腸潤便，每天食用香蕉能夠治療便秘，而且香蕉中的維生素還是協助肌膚排毒、恢復水潤活力的好幫手。

奇異果又叫獼猴桃，最早出現在《詩經》中，後來李時珍在他的《本草綱目》中說到獼猴桃時用了這樣一段話：「味甘酸，生山谷，藤生著樹，葉圓有毛，其果似鴨鵝卵大，其皮褐色，經霜始甘美可食。」

獼猴桃具有很高的營養價值，其中維生素C的含量是普通水果的五六倍，具有健胃通便的作用，不僅如此，它的抗衰老作用也是非常明顯的。多飲用獼猴桃汁能夠為肌膚補充大量水分，皮膚乾癢、粗糙的狀況也會在獼猴桃的強大「攻勢」下無影無蹤。

經典食療

牛奶蜂蜜水

【食材】牛奶兩百五十毫升，蜂蜜三十克。

【做法】牛奶倒入鍋中煮開，隨後加入蜂蜜，放溫後空腹飲用。

冰果飲

【食材】黃金奇異果兩個，牛奶一百毫升，蜂蜜十克，香蕉一根，冰塊若干。

【做法】將黃金奇異果去皮後放入榨汁機，隨後倒入牛奶和冰塊，在逐漸添加的過程中分兩次倒入蜂蜜。榨汁後飲用。

二十二、容顏早衰

三十三歲的冰冰告訴外公，一年以來自己變得莫名煩躁，很難集中精神，胃口不好，老是覺得疲勞。更慘的是，臉上長了色斑，開始顯老，頭髮枯黃，掉髮嚴重，經常失眠，睡著了又不容易醒，免疫力明顯變差，動不動就感冒。

【老中醫問診記】

一般人都知道婦女更年期，可是很少人知道中年（三十至四十歲）女性早衰，醫學上稱為「隱性更年期現象」，它的主要病症是自主神經功能異常。

中年女性早衰的症狀一出現，如果不及時看醫生，防患於未然，拖得太久會威脅身心健康。女性朋友無論工作有多忙，都應該保持適度的運動和膳食平衡。平日裡要適當補充一些抗衰老的食物，尤其是鐵、維生素和蛋白質。富含鐵的食物有魚、蝦、瘦肉、動物肝臟、海帶、黑木耳、紫菜等；富含維生素C的主要有櫻桃、芭樂、紅椒等；富含維生素E的有堅果和紅薯；富含蛋白質的則有牛奶、畜肉、蛋類等。

外公給冰冰特別推薦了三種食物——西蘭花、洋蔥和高麗菜。西蘭花屬於十字花科，富含維生素C和胡蘿蔔素，既可以抗衰老、防癌症，又可以護膚。洋蔥有降低膽固醇、淨化血液的功能，職業女性常坐辦公室，缺乏運動，適當吃一點洋蔥可以防治高血脂病。高麗菜也屬於十字花科，富含維生素C和纖維，可以促進腸胃蠕動，排除毒素。

一個月後，冰冰回來複診，除了服用中藥，她還按照外公的建議堅持了科學的食療，現在臉色好了許多，睡眠品質也提高了。

【老中醫病理剖析】

現在越來越多的女性有了早衰的困擾，它的誘因主要來自六個方面：精神壓力大、內分泌紊亂、營養不平衡、缺乏運動、免疫能力低、飲食不健康。

其中，飲食不健康是造成女性早衰的重要原因，外公給大家列舉了六種致容顏早衰的食物。

一是蛋糕，食物可以分為密集性和非密集性兩類，水果和蔬菜屬於非密集性，五穀糧食、乳製品、禽肉品等都是密集性食物。飲食平衡的一個標準是一餐內一種密集性食物加多樣蔬菜。蛋糕是密集性的，含有大量的澱粉和蛋白質，經常吃蛋糕，體重容易飆升。

二是泡菜，因為常吃醃製食品容易致癌，內含的食鹽轉變成亞硝酸鹽後在人體內　的作用下形成致癌物質，損壞免疫系統，誘使人體早衰，大大提高了患癌率。

三是炸海鮮，因為炸油放久之後會生成過氧脂質，而過氧脂質會嚴重破壞人體酸鹼系統和維生素，導致人體早衰。

四是高糖、高脂、高熱量的巧克力，若再來一杯高糖的飲料，不胖才怪。

至於五，大家都想不到是海帶。海帶是好東西，可是不宜天天吃，若碘過量，黑色素會沉積在肌膚表面。

六是橘子，一般人只知道橘子酸酸甜甜，可是橘子含有胡蘿蔔素，吃多了，皮膚會發黃。

因此，想要保持年輕的肌膚，防止早衰，就要管住自己的嘴巴，提防病從口入！

經典食療

西蘭花炒蝦球

【食材】西蘭花一個，鮮蝦兩百五十克，薑片、澱粉、料理米酒、胡椒粉、鹽、花生油、純釀造醬油等適量。

【做法】剝蝦殼，挑出蝦線，洗乾淨，加入澱粉、米酒、鹽醃製；鍋煮清水，沸騰後，加幾滴花生油，放進鮮蝦，一分鐘後迅速撈出；隨後放入西蘭花，三分鐘後撈出；把熱水倒掉，把鍋燒乾，加油爆薑絲後倒入西蘭花和蝦球翻炒，最後添加醬油和胡椒粉。

洋蔥炒牛肉

【食材】洋蔥一個，牛肉五百克，辣椒醬半勺，料理米酒、澱粉、醬油、鹽等各適量。

【做法】把洋蔥放入冰箱冷藏半個小時，拿出切片；把牛肉切成薄片，加入辣椒醬、澱粉、米酒、醬油醃製；開火熱油，倒入牛肉，翻炒變色後加入洋蔥，直至洋蔥散發出香味，根據口味適量撒入鹽後起鍋。

五一勞動節剛過，住在隔壁的小栢就急忙跑來找外公。她前兩天跟朋友到海邊度假，被豔陽曬傷了，臉上局部發紅，有些腫痛，癢得受不了就用手抓一下，有的還脫皮了。

二十三、防曬抗氧化

【老中醫問診記】

炎熱的夏天，大家最感興趣的話題就是防曬。

聽見小栢曬傷，外公開了一個純天然方子——用「三瓜汁」敷臉補救，即把黃瓜、苦瓜和絲瓜榨成碎汁，敷二十分鐘。黃瓜屬於寒性，具有清熱解毒的功效；苦瓜性寒味苦，也可清熱解毒；絲瓜的纖維比較多，三者混合使用，有降火、美白的功效。

外公告訴小栢平日一定要做好防曬工作，不但要堅持使用護膚品，而且要注意飲食。有些食物為光敏感性，吃太多這類食品會大量吸收紫外線，例如香菜、芹菜、油菜、菠菜、馬鈴薯、紫菜等，皮膚敏感者最好不吃或少吃。至於防曬佳品，則是含有維生素C和維生素E的食品。維生素C具有美白護膚、促進細胞代謝的功能，維生素E則可以有效抵禦紫外線對人體的傷害。

一週之後，小栢的皮膚變好了，還專門跑過來感謝外公。

【老中醫病理剖析】

防曬美容是女性永恆的話題，卻不是女人的專利。上了年紀的外公平時在重視養生之餘，也研究養顏的健康食品，他還專門總結了十大防曬蔬菜。

一是蘑菇。蘑菇最吸引人的地方是低脂肪，沒有膽固醇，此外還能夠平衡雌激素，抗衰防老。

二是豆芽。美白佳品，可以防止黑斑和雀斑的生長。

三是蘆筍。富含硒元素。眾所周知，硒是最有效的抗氧化、抗衰老物質，如果缺少能夠使身體機能保持年輕的硒，那就離早衰不遠了。

四是甘薯。富含維生素A、維生素C、黏蛋白，還可以健脾胃，益腎陽，補虛乏，益氣力。

五是豌豆。富含維生素A。據古典記載，豌豆可「去黑暗，令面光澤」。

六是冬瓜。富含鋅元素和鎂元素，鋅可以提高人的免疫力，鎂可以調節神經肌肉的興奮性，使肌膚保持潤澤。

七是胡蘿蔔。富含果膠物質，可與汞發生結合反應，排解有毒物質，保持健康的紅潤氣色。

八是白蘿蔔。富含維生素C，可淨化皮膚，防止脂肪氧化和黑色素生成。

九是黃瓜。含有游離胺基酸、果酸和維生素。

十是絲瓜。補水降火，抵禦皺紋。

經典食療

綠豆芽炒鱔絲

【食材】綠豆芽兩百五十克，鱔魚肉五百克，青椒一個，紅椒一個，薑片、醬油、鹽等各適量。

【做法】鱔魚片洗乾淨後，用沸水燙半分鐘後迅速撈起；加入綠豆芽、青椒絲和紅椒絲，十秒後撈出備用；倒掉熱水，燒熱花生油後加入薑絲、鱔魚片、綠豆芽、青椒、紅椒爆炒，最後添加純釀造醬油和鹽調味即可。

蘆筍培根湯

【食材】蘆筍三百克，培根六十至八十克，牛奶兩百五十克，麵粉六至八克，起司、橄欖油、胡椒粉、鹽等各適量。

【做法】把蘆筍分成兩份，兩百五十克倒入榨汁機打成泥汁，五十克切成小段備用；熱鍋，倒入橄欖油，沸騰後加入蘆筍泥汁、牛奶、麵粉，煮到滾燙；隨後加入蘆筍段和培根，大火熬製時五分鐘即可，最後撒入適量的胡椒粉和鹽調味。

二十四、預防乳腺增生

小玉今年二十八歲，最近不經意摸到左乳房有個小硬塊，到醫院檢查後，確診為乳腺增生。

老中醫：「乳腺增生，可大可小，一旦不注意，有發展為乳腺癌的可能。」

【老中醫問診記】

她來找外公診治的時候很緊張，外公要小玉放輕鬆，告訴她情況較輕，不需要特別處理，人體本身具有自我調整的能力，最重要的是緩解精神壓力，遵照醫囑再配合一定的食療即可。

小玉告訴外公，平時左乳房有些脹痛，月經來時疼得厲害，過後卻沒那麼疼。看過小玉的超音波結果及切脈後，外公判斷小玉屬於沖任失調，平時應該多吃一些高纖維以及低脂肪的食物，另外，還可沖泡一些當歸、金橘葉、赤芍等中藥茶喝。

至於主食方面，外公推薦了蟲草川貝瘦肉粥，主要材料是三到五克的冬蟲夏草，五到八克的川貝母粉和八十至一百克的瘦豬肉。海帶豆腐湯也是一個不錯的選擇，可添加些許食醋。

另外還有一名叫小莉的乳腺增生患者，她的情況與小玉略微不同，她主要是肝鬱氣滯所致，因此，相對應的食療原則是疏肝理氣，化痰散結，平時應該增加飲用玫瑰花、代代花、陳皮、青皮、橘葉等所煮的茶汁。

這兩位患者的診療效果是比較明顯的，腫塊沒有持續擴大，甚至還有消散的跡象。

【老中醫病理剖析】

乳腺疾病已經是女性的常見病，很大程度上和情緒壓力、飲食習慣有關係。因此，在一日三餐中若能做到合理搭配膳食，不但可以避免疾病找上自己，還可以促進乳房健康發育，甚至可以輔助治療或緩解乳腺疾病。

為了乳房健康，女性朋友首先要重視三種食物。

第一便是魚類及海產品，例如章魚、帶魚、甲魚、牡蠣、海帶等，這些食物富含人類必不可少的微量元素，在保護乳腺方面有著獨特的效用，尤其是海帶，大家都知道海帶含碘，可以預防大脖子病。海帶也是女性的佳友，碘可以促使卵巢濾泡黃體化，調整內分泌的平衡，預防乳腺增生。

第二種是大豆食品，因為大豆和大豆食品富含異黃酮，能夠平衡女性激素水準，預防乳房不適。

第三便是穀類食物，小麥富含可溶性和不可溶性纖維素，兩者都是寶，前者可以降低膽固醇，後者可以預防癌症。玉米就更不用說了，這可是天然食品中的豐胸佳餚。

外公還說，膽固醇是荷爾蒙分泌的催化劑，而荷爾蒙與絕大多數的乳房腫塊脫不了關係。因此，肉類食品要適量攝取。此外，高鹽或其他高鈉食品、刺激性飲料也要儘量敬而遠之，因為這會讓女人身體裡充滿更多的體液，加重乳房負擔。特別點名的還有高熱量的油炸食品，這些東西會讓雌激素過度生成，最終導致乳腺增生。

經典食療

海帶鯽魚湯

【食材】鯽魚兩百五十克，新鮮海帶絲（結）三十克，蔥末、薑片、花椒、黃酒、鹽、油等各適量。

【做法】把鯽魚留鱗洗乾淨，放入熱鍋中煎到三、四分熟，加水煮湯；湯水沸騰後加入蔥末、薑片、花椒、黃酒和海帶，轉小火熬半個小時，最後添加少許鹽調味。

鹿膠龜膠健胸湯

【食材】鹿膠，龜膠，適量紅糖。

【做法】鹿膠、龜膠加水煮三十分鐘，根據口味加入適量紅糖，待糖溶化熄火即成。

第三章

勻纖女人

輕鬆養身健康瘦

現代社會，伴隨著物質極度豐裕而來的是許多富貴病，肥胖就是其中之一。

肥胖是攝入人體的營養過剩造成脂肪堆積而形成的，營養學家認為這與不合理的飲食習慣和飲食結構都有極大關聯，這一點正與中醫的養生理念不謀而合。

為了保持身材，明靜連飯都不敢多吃，嚴格控制食量，每天還堅持每天慢跑四十分鐘，經過大半年的努力，終於減到了現在理想中的體重
可是，最近她老是感到眩暈，在好友的勸說下，來到外公處就診。

一、輕鬆享瘦

【老中醫問診記】

外公看明靜面色萎黃，沒有血色，舌淡苔薄，一副營養不良、貧血的樣子，替她把脈後，發現脈象細弱。聽完明靜對自己情況的介紹，外公判定是減肥造成的營養不良和貧血。幸好及早發現，問題還不是很嚴重，於是給她推薦了豆腐生菜肉絲湯。

明靜一聽到有肉立馬就跟外公說不能吃肉，怕會長胖。外公一邊安慰她一邊解釋道：「造成肥胖的一個重要原因是攝入的脂肪含量過高。脂肪不能被完全吸收，在體內堆積，而這道湯中的肉是瘦肉，其中的脂肪含量很低，身體必需的其他營養元素卻很豐富，能夠改善明靜現在貧血的狀況，恢復肺臟的機能，與明靜瘦身的目的並不衝突，每隔一天吃一次就可以了。

明靜聽完外公的解釋，抱著將信將疑的態度回家自己做了這道湯來喝，喝了半個月，體重並沒有增加，氣色反而比以前好了，臉色紅潤起來，頭暈的症狀也消失了，甚至皮膚也變得光滑細

膩，明靜這才不得不佩服起外公的「靈湯妙膳」。

【老中醫病理剖析】

現代社會，審美意識抬頭，減肥已是人們經常談及並且常談常新的話題，減肥對廣大女性來說已經成為一種潮流，甚至是一種習慣。

固然有人以健康的方式獲得了良好的效果，但是仍有很多人為了減肥不擇手段，不惜以健康為代價。所以，當下如何以健康的方式減肥是一個值得關注和思考的問題。

愛美之心人皆有之，在這個全民減肥的時代，減肥已經無可厚非。但是，美是以健康為基礎的，有些女孩子為了保持所謂的身材嚴重損害了自己的健康，雖然瘦了下來，但是身體卻出現了問題，有些人減肥之後營養不良、貧血、體弱多病、月經不調。所以，外公提倡改變不正確的減肥方式，通過合理的飲食搭配也能達到瘦身的目的。

養生是中醫的重要理念，通過合理的膳食調理，讓身體的各部分機能達到一種平衡狀態，身體的各個部分正常工作，就能有效防止肥胖。這道針對明靜的貧血和營養不良的食譜，瘦肉補血養腎，有防治缺鐵性貧血的功能，其中還含有豐富的蛋白質；生菜則含有豐富的膳食纖維和維生素C，能夠消除多餘的脂肪，起到瘦身減肥的作用；豆腐含有人體必需的氨基酸和蛋白質，是美容瘦身的常用食品。這道湯熱量低，脂肪含量少，營養卻很豐富，是一道不可多得的減肥湯。對於這款湯，外公特別提醒，根據食物相剋的原理，這道湯中不宜加入菠菜、蔥、香菜等，而且喝完之後要少飲茶，否則會影響營養的吸收和轉化，達不到預期的效果。

經典食療

豆腐生菜肉絲湯

【食材】生菜三百克，豆腐兩百克，瘦肉一百五十克，蔥、薑、鹽、味精各適量。

【做法】將瘦肉切成片狀，先用鹽、味精醃製入味，將生菜和豆腐分別洗淨切好備用。在鍋中加入適量清水，大火燒至沸騰，放入生薑片煲上半小時，然後放入生菜、豆腐和醃好的豬肉，中火煮至豬肉熟透，加入鹽、味精調味即可食用。

雅琳在網上找到了一個節食減肥的方法，照著做了一個月，雖然身體很快瘦了下來，但現在卻出現了厭食的現象，幾乎吃不下東西，一吃飯就嘔吐，聽同事說外公是個中醫食療高手，於是趕忙尋求外公幫忙。

二、健康減脂

【老中醫問診記】

外公一見到雅琳就吃了一驚，她臉色蒼白，一副虛弱無力的樣子。外公給她把脈，發現她脈象浮數，是體內熱火鬱積的表現，於是外公告訴雅琳她現在的狀況是過度節食導致的身體虛弱，脾胃火盛。要改善她現在的狀況，不僅要補充營養，而且要調理脾胃。

外公推薦雅琳食用以蘿蔔為主的湯膳。外公讓雅琳先食用蘿蔔排骨湯調養身體，待身體恢復一些之後再食用蘿蔔青菜豆腐湯來鞏固和維持。

外公告訴雅琳說，蘿蔔排骨湯中排骨的營養成分比較多，可以快速補充她節食時失去的營養物質，而蘿蔔又能夠使湯滑而不膩，清爽利口，蘿蔔青菜豆腐湯是在身體逐漸恢復正常後比較清淡但營養充足的食物，可以避免現在雅琳出現的症狀，而且不會導致肥胖。但是，蘿蔔不宜多食，所以，每週食用最好不要超過三次。

雅琳按照外公的方子和囑咐回去之後經常熬製蘿蔔湯，剛開始只能進食一點，但是慢慢地食量增加，兩週之後，厭食的症狀明顯減輕了，簡單清淡的飯菜已經完全能夠吃下了。雅琳決定待自己的情況再穩定一點兒就開始食用蘿蔔青菜豆腐湯。

【老中醫病理剖析】

食物是人體獲得必要營養物質的主要來源，所以節食減肥一定要在醫生的指導下進行，自己操作不當很可能會對身體造成很大傷害，不利於健康，像雅琳就是一例。

節食減肥如果只是一味減少攝入的食物，極有可能造成雅琳的症狀，而不僅僅是缺少營養那麼簡單。中醫認為人的體質各異，虛實寒熱各有區別，像雅琳本身身體就虛弱，又加上飲食不當，結果傷及脾胃，體火旺盛，導致胃生反逆，產生厭食的感覺。

外公給雅琳推薦的食療子中，蘿蔔性寒，能夠清熱降逆，健胃補脾，現代醫學證明白蘿蔔含有大量的礦物質和蛋白質，其中的芥子油能夠促進腸胃蠕動，排出體內毒素，而且還能避免脂肪在體內堆積，非常有利於減肥；排骨則是為了提高她虛弱的體質。

蘿蔔雖好，但是吃的時候還要注意，不能與橘子、葡萄、蘋果等水果同食，否則會誘發其他的病症。

經典食療

蘿蔔青菜豆腐湯

【食材】白蘿蔔一個約五百克，豆腐兩百克，青菜兩百克，鹽、雞精、薑、蔥花等各適量。

【做法】將洗淨的蘿蔔去皮切成塊狀，豆腐切塊，青菜切段，在鍋中放入薑片，加入適量清水燒至沸騰，先下入蘿蔔，煮至半熟後放入豆腐、青菜，一起煮熟，再加入鹽、雞精、蔥花等調味即可享用。

蘿蔔排骨湯

【食材】排骨三百五十克，蘿蔔三百克，生薑、鹽、雞精、醋等各適量。

【做法】將排骨先放入開水中燙一下撈出，在鍋中放入薑片、排骨，並加一些醋，倒入適量清水，大火燒開煮二十分鐘，將蘿蔔切成塊，加入排骨湯中，用大火燉熟，然後用小火再煮十分鐘左右，加入鹽、雞精攪勻即可享。

最近一個月，心怡飯沒多吃，還經常為了工作熬夜勞累，沒想到體重卻增加了不少，小肚子上開始有贅肉了，無奈的心怡只好來找外公求助。

老中醫：「這是體內肝火過盛，造成脂肪在皮下堆積。」

三、消脂排毒

【老中醫問診記】

外公一看心怡額頭上滿是痘痘，臉色發黃，給她把脈發現她脈象沉數，是實熱的症狀。心怡又告訴外公最近便秘越來越嚴重，最長的一次有一週都沒有排便，經常口氣不清新，不知道是怎麼了。外公聽完告訴心怡，她的體重之所以增加，是體內肝火過盛造成的便秘，導致身體新陳代謝緩慢，脂肪不能被很好地吸收而在皮下堆積。

鑒於心怡是實症，體火旺盛，所以，外公給她推薦了蘆薈和香菇。外公說蘆薈性寒涼，是清熱解毒，防治便秘，促進新陳代謝，消除脂肪的最佳食物之一，香菇和洋蔥都能降低血壓血脂，是減肥的常用食物。

心怡按照外公的推薦，吃飯的時候就以涼拌蘆薈和洋蔥炒香菇下飯。吃了兩週，便秘消失了，臉上的痘痘也逐漸消退，口氣清新如故，最重要的是體重比之前減輕了，贅肉不見了，心怡心中高興極了。沒想到吃飯還有這麼多學問，光是吃這兩道菜就能吃出一個健康美麗的身體。

【老中醫病理剖析】

許多人很不解，自己沒有多吃高脂肪的食物，怎麼會越來越胖呢？外公解釋說，現代人生活壓力比較大，又長期坐在辦公室，工作壓力加上長期久坐容易導致便秘，結果體內的毒素不能正常排出，身體攝入和產出的平衡被打亂了，「喝水也會胖」就不稀奇了。

既然工作繁忙，沒有時間運動，那麼從飲食入手同樣能保持健康苗條的好身材。蘆薈的排毒養顏功效是眾所周知的。中醫認為蘆薈歸於大腸經和肝經，而肝臟和大腸是排除體內廢物和毒素的主要器官，所以，蘆薈可以促進排毒，是減肥的有效方法之一。香菇性平，現代醫學證明其含有豐富的膳食纖維和礦物質微量元素，而熱量和脂肪都比較低，能夠防治許多心血管疾病，對減肥也有很好的作用。

經常熬夜會傷肝，因為中國傳統醫學認為「子時肝經當令」，即晚上超過十一點還不睡覺就會影響肝臟的正常機能，損害肝臟，所以常吃蘆薈可以養肝。肝功能正常了才能正常排毒，不致毒素在體內堆積而導致肥胖和身體的其他病症。

經典食療

涼拌蘆薈

【食材】鮮蘆薈葉兩百克，海蜇皮二十克，黃瓜一小段約三釐米，麻油、醋、鹽、醬油等各適量。

【做法】將蘆薈放入開水中燙一下，撈出後切成塊，海蜇皮過水除去鹽分，黃瓜切成細絲。將上述材料擺入盤中，澆上醋、麻油、鹽、醬油調成的汁，即可食用。

洋蔥炒香菇

【食材】洋蔥兩百克，香菇兩百五十克，油、鹽、雞精、薑、蒜、醬油等各適量。

【做法】將香菇放入沸水中燙熟後撈出備用，先在熱油鍋中放入薑絲、蒜爆香，然後放入香菇和洋蔥翻炒，洋蔥快熟時放入鹽、雞精、醬油等調料翻炒均勻即可享用。

四、水腫

君君屬於微胖型的，體育課上，跑完八百公尺之後就感覺體力不支，噁心乾嘔。

老中醫：「這是長期的脾胃虛弱造成的水腫！」

【老中醫問診記】

體育老師認為按照君君的速度和體型，不應該出現這種強烈的反應，可能是身體有問題。在老師的建議下，君君找到了外公診所。外公觀察君君面色萎黃，舌淡苔白，把脈時感覺君君手腕冰涼，脈象沉緩，她告訴外公自己基本上不會感覺到餓，飯量也不大，但是不知道為什麼會有些胖。外公聽完君君的話，推測她可能是陽氣不足，脾虛，外公又用手按壓她的腿部，發現有些水腫。

外公告訴她的情況並不嚴重，只是長期的脾胃虛弱造成的水腫，加之氣血不足才會在運動後有明顯的不適感。只要消除水腫，調養脾胃，溫中益氣就能夠徹底改善現在的狀況，身材也可以更瘦。外公建議她食用冬瓜鯽魚湯，因為冬瓜能夠去水腫，與鯽魚搭配效果更好，這道湯能夠健脾益氣，適合君君這種情況的水腫。但是生理期最好不要食用，因為冬瓜性寒，會對女性的月經有影響。

君君聽從外公的建議，星期天回家經常讓媽媽給自己做冬瓜鯽魚湯，平時媽媽也給她送一些，喝了兩個多星期之後，君君自己按壓皮膚發現水腫消失了，氣色也比以前好了，又過了一個月，體重還減了五斤，雖然不多，但是君君還是很高興，打從心裡感激外公。

【老中醫問診記】

水腫的成因很多，主要與脾、胃、腎等腑臟有關。中醫中又稱為「水氣」，是由於飲食失調、勞累過度等原因傷及脾胃腎，導致體內水液運行不暢，水濕停留，溢於肌膚，從而導致四肢或者身體其他部位浮腫的病症。

君君經常不覺得餓，飲食肯定不規律，偏食、厭食的現象經常發生，所以，應屬於飲食失調傷及胃，脾氣也得不到滋養，脾臟的轉輸功能失效，體內水液積滯導致的水腫。

推薦的冬瓜鯽魚湯中，冬瓜和鯽魚都有健脾利濕的功效，而且現代醫學認為人體所需的營養元素在鯽魚中都有較高的含量，像鈣、鎂、鋅等礦物元素以及維生素等，鯽魚性微溫，與冬瓜的寒性中和，是補脾健胃、利水除濕的佳膳。

除了冬瓜之外，黃瓜、綠豆、芹菜等都能夠起到消除水腫的作用，平時不妨多吃一些，但是，要注意，綠豆和黃豆跟冬瓜一樣都是涼性的食物，在女性經期要少食，而芹菜中的粗纖維較多，不易消化，所以食用時要細嚼慢嚥。

經典食療

冬瓜鯽魚湯

【食材】鯽魚一條約五百克，冬瓜一百克，薏米二十克，鹽、薑、雞精等各適量。

【做法】將鯽魚去鱗處理乾淨，冬瓜切成塊，二者與薏米一起放入鍋中，加入適量清水和鹽、雞精、薑片等，用大火燒至沸騰，然後改用小火燉煮到薏米爛熟即可起鍋食用。

五、氣血不足

曉君體型偏胖，最近總是出現腳抽筋的現象。

老中醫：「這是筋脈失養造成的腿腳抽筋，推根究柢正是氣血不足所導致。」

【老中醫問診記】

媽媽知道後就帶清清來找外公。外公替曉君把脈為浮脈，又聽了她的情況之後，初步判斷是筋脈失養造成的腿腳抽筋，按照現代醫學來說就是缺鈣。清清很不解，自己又不瘦弱，怎麼會缺鈣？怎麼會筋脈失養呢？

外公解釋道：「筋脈失養是氣血不足導致的，因為腿腳是離氣血的供養站心臟最遠的地方，所以，一旦氣血不足，最先導致的就是腿腳筋脈出現問題。」但是，這同時也說明清清現在的情況並不嚴重，採用食療就可以了。

外公建議食用豆腐筍絲蟹肉湯，蟹肉能夠強筋健骨，清熱利濕，補骨添髓，現代醫學也證明其中含鈣量很高，甚至超過牛奶。豆腐和竹筍都含有豐富的蛋白質和維生素，而脂肪的含量卻很低，是營養學家和養生學家公認的保健瘦身的佳品。這道湯最適宜清清現在的情況，除了補鈣還能起到減肥的效用。

回家之後，媽媽經常替她做這道湯，喝了一個月，女兒腿腳抽筋的現象逐漸消失了，體重也下降了，人也感覺比從前更健康了，氣血十足，曉君忍不住驚歎食療的神奇作用，更為自己愈見苗條的身材開心不已。

【老中醫病理剖析】

現代醫學認為缺鈣與飲食中鈣元素的攝入不足有關，並不是很嚴重的疾病，但是會造成身體某些功能下降，不利於健康。現代補鈣一般都是通過服用高純度的鈣片，但是這種藥補並不是最理想的方法。

缺鈣的常見外在表現是抽筋，很容易被發現，所以一般都不嚴重，只要通過合理的飲食搭配就可以解決問題。我們經常食用的食物中都含有豐富的鈣元素，只是由於食用方法不當或是搭配不合理而使身體不能充分吸收利用。食療之所以有效就是因為它不僅能夠補充營養，還能發揮其多種有益於身體的功效，調節身體的各項機能，使之達到平衡，即中醫所說的陰陽調和。

像曉君這種氣血不足造成的筋脈失養，在進行食療時補益氣血是重點。螃蟹具有活血化瘀、強筋健骨的滋補作用，竹筍和豆腐都能益氣和胃。現代醫學證明，螃蟹和豆腐中鈣含量都很豐富，而且這三種食物中的脂肪和熱量都比較低，不用擔心肥胖，而蛋白質和其他身體必需的微量元素卻很豐富，是養生保健的理想湯膳。

提醒廣大女性，雖然這道湯滋補和減肥的效果很好，但是，螃蟹是寒性食物，對於脾胃虛寒的人來說要慎食。

經典食療

豆腐筍絲蟹肉湯

【食材】豆腐八十克，筍肉三十克，梭子蟹肉一百克，水發香菇三十克，兩個雞蛋取蛋清，蝦仁、生薑、油、鹽、味精、胡椒粉、米醋、紹酒、太白粉等各適量，鮮湯適量。

【做法】在熱油鍋中放入竹筍、蟹肉、蝦仁、水發香菇和紹酒，倒入鮮湯大火燒至沸騰，加入豆腐、鹽、味精、胡椒粉，再用太白粉勾芡淋入蛋清，攪勻，加入米醋即可食用。

六、產後肥胖

燕如生完孩子後，家人擔心她營養不足，經常是大魚大肉的惡補，結果，現在孩子都六個月了，不但沒有恢復身材，反而越來越胖了，於是下定決心開始減肥。

【老中醫問診記】

只是，燕如近期感覺到食慾不振，但是又不想因而影響為孩子哺乳，所以，趕緊尋求外公幫助。外公發現她的脈象沉緩無力，於是，外公認定肥胖不僅僅是產後飲食過剩導致，脾虛也是重要的因素之一，許多產後發胖的人都有這樣的現象，所以不用過於擔心。現在抑制肥胖就要從調理脾虛開始，要避免脂肪和熱量攝入過多。

外公根據她的這些狀況給她推薦了兩款湯膳——白菜火腿雞肉湯和三鮮鱔絲湯。這兩款湯，其中白菜火腿雞肉湯比較清淡，除了人體所需的營養成分外基本不含脂肪，有利於消滅體內過多的脂肪，而三鮮鱔絲湯中的鱔魚能夠益氣補脾、滋肝補腎，除了低脂肪外，鈣、鐵、磷等礦物質元素含量豐富，不用擔心營養攝入不足而影響寶寶的健康成長。

燕如按照外公開的方子將這兩道湯交替食用，喝了一個月左右，脾虛造成的食慾不振的現象就消失了，體重也逐漸下降。按照現在的速度，再過兩個月，她的身材就可以恢復得差不多了，想到這裡，燕如感覺到從未有過的身心舒暢。

【老中醫病理剖析】

現在家裡一般都只要一個孩子，所以，特別重視孩子的健康和營養，這一切都從媽媽身上得到體現，恨不得把最好的東西都拿給母親吃，好讓孩子也充分吸收，然而像如燕這樣的不可謂吃得不好，但仍然會脾虛肥胖，所以說吃得好不如吃得精。

根據老中醫多年的行醫經驗告訴廣大女性朋友，產後的母親不是吃得越多越好，關鍵是營養要均衡搭配，否則再多也於事無補，甚至會造成肥胖從而引起其他不良的後果。

推薦的兩款食療，都是比較清淡，但是營養價值卻極高的。白菜性溫，能夠調和腸胃，加快新陳代謝，對身體沒有副作用，雞肉和鱔魚也性溫，具有益氣血、補脾腎的功效，雖然是肉類但是脂肪熱量極低，蛋白質和其他維生素、礦物質含量較高，尤其適宜產後的媽媽食用，既減肥又進補。

此外，低熱量、低脂肪的食物還有鯽魚、香菇、羊肉、牛奶等，這些食物對於產後減肥有所顧忌的女性最為適宜，可以放心食用。

經典食療

白菜火腿雞肉湯

【食材】大白菜兩百五十克，熟雞肉一百克，熟雞腿一隻，薑、鹽、雞精、雞湯、胡椒粉各適量。

【做法】先將大白菜在沸水中燙一下撈出，切成絲，雞肉、雞腿切成絲，將白菜絲、雞肉絲一起放入熱油鍋中煸炒，然後加入雞湯、胡椒粉、薑片、鹽、雞精等攪勻，用大火煮至入味即成一道鮮湯。

三鮮鱔絲湯

【食材】鱔魚一條約三百克，黃瓜五十克，瘦豬肉三十克，太白粉勾芡適量，雞蛋兩個，蔥、薑、胡椒粉、料理米酒、鹽、雞精、鮮湯等各適量。

【做法】將鱔魚放入沸水中燙熟，然後撈出切成細絲，黃瓜和瘦肉分別切成絲，雞蛋做成蛋皮後切絲，在熱油鍋中放入蔥、薑爆香，然後倒入鮮湯燒至沸騰後加入瘦肉絲和米酒，再加入鱔魚絲、黃瓜絲、蛋皮絲、鹽、胡椒粉等，煮十分鐘左右即可起鍋食用。

七、清熱祛濕

夏天到了，天氣一熱，米雪就感覺食慾不振，吃什麼都沒有胃口，經常是疲乏無力，大量出汗。但是，即使吃得特別少，體重也不會減輕，甚至還有加重的趨勢，令米雪相當疑惑。

【老中醫問診記】

外公看米雪舌質發紅，舌苔黃膩，一把脈發現脈滑數。問起米雪的其他症狀，她說自己經常會上火，口中苦黏，喝水也不管用。外公由此診斷米雪的症狀是脾胃濕熱導致的，體重不減反增也與此有關。看米雪一臉迷茫的表情，外公解釋道：「在當前的酷暑中，像南方一般天氣濕熱，會侵入人體，濕熱不能有效祛除就會降低消化和排泄的功能，體內熱毒集聚，肥胖也因此而生。」

外公告訴米雪，比起那些嘔吐發熱的人，她的症狀尚屬比較輕微的，調理也較容易，只需要吃一些清熱除濕的食物就可以達到效果了。外公建議米雪多吃黃瓜，再配上蓮子，因為黃瓜性涼，既是減肥的必選食物，又能夠有效地祛除體內多餘的濕熱成分，蓮子在燥熱的夏天食用能夠清心降燥，健脾補胃，二者搭配，不僅能夠有效祛除濕熱，還能加快新陳代謝，有助於減肥。

米雪聽從外公的建議，回去之後做了薏米蓮子黃瓜湯，喝了兩個星期，便有了明顯的效果，食慾不振的現象消失了，也沒有上火，感覺身心舒暢多了，而最讓米雪開心的是體重也在不知不覺中下降了。

【老中醫病理剖析】

中醫認為，肥胖有很多種原因，主要有胃熱、脾虛、肝鬱和肝腎兩虛四種類型，其中胃熱型的最易調治，而肝腎兩虛型的由於肝腎的排泄功能下降，恢復最不易，治療也最困難。

外公說，米雪這種脾胃濕熱型的肥胖不屬於以上四種，但是卻與第四種比較相似，都是本該在新陳代謝中被排出的東西在體內滯留所導致，食療要以散熱祛濕為重點。

在薏米蓮子黃瓜湯中，蓮子性平味甘，入心經、脾經和腎經，對這三個臟器官都有補益作用，清心寧神，健脾補腎，黃瓜人們大都知道它是女性減肥的首選之物，這是因為其中含有能夠抑制醣類物質轉變為脂肪的丙醇二酸。現代醫學研究已經證明黃瓜富含蛋白質、維生素C、維生素E、胡蘿蔔素、鈣、磷、鐵等人體所需的營養成分，是保健養生和減肥的佳品。

但是，在此提醒，黃瓜性微寒，脾胃虛弱者要少食，或者像這道湯一樣將黃瓜煮熟也是可行的辦法，不用擔心其中的有效營養成分會流失。此外，黃瓜與豆腐搭配也是較好的食療方，可以起到消脂減肥的效果。

經典食療

薏米蓮子黃瓜湯

【食材】薏米一百克，蓮子三十克，陳皮二十克，黃瓜兩百克，鹽適量。

【做法】將薏米、蓮子和陳皮一起淘洗乾淨放入鍋內，加入適量清水，大火燒至沸騰，再放入切好的黃瓜，煮滾十分鐘左右，改用小火煲兩個小時，加入適量鹽攪勻即成。

八、胃熱型肥胖

十六歲的阿蘭，食量大得驚人，差不多是同齡女孩的一倍，體重也嚴重超標。阿蘭和家人都想過要節食減肥，但是饑腸轆轆的感覺非常難受，而且家人也怕影響到正在發育的身體。

【老中醫問診記】

外公給冰蘭把脈，發現她脈象急促，比正常人的脈搏速率快很多，冰蘭又描述了自己容易餓，飯量大的症狀，外公綜合推斷冰蘭的肥胖是胃陰不足、胃熱引起的。外公進一步解釋說，這種情況多發生在青少年身上，表現就是食慾旺盛，容易餓。

外公告訴冰蘭要想改變她現在的狀況，一方面要滋補胃陰，多吃生津養胃的食物，另一方面要增加飽腹感，控制飲食量。鑒於這種狀況，外公建議冰蘭吃番茄馬鈴薯絲和紅薯銀耳羹一菜一湯。因為番茄和銀耳能夠滋補胃陰，而紅薯和馬鈴薯都能夠增加飽腹感，是減肥常用的食物。

冰蘭聽從外公的建議，回家之後讓媽媽給她做了這一菜一湯，她發現吃完之後不再頻繁感覺到饑餓，食量比從前減少了許多，吃了一個月左右，冰蘭的體重下降了十斤，朋友們都說她現在看上去比以前健康漂亮多了，冰蘭高興地想，這都是外公的功勞呢。

【老中醫病理剖析】

很多人以為能吃是福，能吃總比不能吃好，殊不知像冰蘭這種胃熱症的人，雖然能吃，但是對身體卻沒有什麼好處，這是一種病，而不是正常意義上的飯量大。這種飯量大增，並且越吃越胖的情況必須加以重視。

中醫認為胃中陽火亢盛會損耗胃陰，胃陰不足即是胃熱，這是導致人肥胖的因素之一。所以，中醫在進行食療時都是先從滋養胃陰開始，因為只有陰陽調和，胃才能正常攝入和消化食物。

番茄能夠生津止渴，養陰清熱，銀耳則滋陰潤肺，補脾開胃，而且根據營養學家分析，銀耳還含有大量的蛋白質和維生素，是美容養顏、除皺祛斑的好食物。

根據現代的醫學理論，增加飽腹感是減肥的重要方法之一，而能夠增加飽腹感的食物一般都富含膳食纖維，像紅薯、馬鈴薯是公認的能夠增加飽腹感的食物。馬鈴薯還含有少量的天然脂肪，在增加飽腹感的同時也能夠維持人體對脂肪的需要。

此外，特別推薦患有胃熱症的人，可以多吃一些養胃陰的水果，如蘋果、梨、枇杷等，因為水果大都含有豐富的水分，而水也是增加飽腹感的健康物質。

經典食療

番茄馬鈴薯絲

【食材】番茄兩個，馬鈴薯兩個，青椒一個，木耳五朵，蔥、油、鹽、醋、雞精各適量。

【做法】將馬鈴薯去皮，切成均勻的細絲泡在水中備用，番茄切成小塊，木耳泡軟，青椒切絲，蔥切段，將蔥、番茄一起倒入熱油鍋中翻炒至番茄變成糊狀，再加入馬鈴薯絲、醋翻炒，快熟時加入雞精、鹽等翻炒均勻即可享用。

紅薯銀耳羹

【食材】紅薯一個，乾銀耳七克，枸杞五克。

【做法】將乾銀耳用溫水泡軟，放入砂鍋中加適量水煮至發軟，將切好的紅薯塊倒入其中煮熟，然後放入枸杞再煮五分鐘即成。

九、夏季熱毒

夏天是減肥的好時節，晴柔也計畫在這個夏天實行瘦身計畫。可是，進行了一個月卻沒什麼效果，反而總是失眠乏力，甚至頭痛。

老中醫：「這是熱毒內侵的症狀。」

【老中醫問診記】

外公看晴柔舌苔發黃，臉上還長有痤瘡，便問晴柔身體的其他狀況，晴柔說自己晚上睡覺有時會盜汗，大便乾澀。外公據此告訴她這是熱毒內侵的症狀。夏天對減肥的人士來說是個好時節，但是，如果不能排出體內的熱毒，那麼減肥也就不能健康進行，這也是晴柔之所以減肥失敗的原因。

外公告訴晴柔要先祛熱排毒，與此同時進行減肥，效果就會很好了。外公給晴柔推薦了馬齒莧塘葛菜瘦肉湯。外公說這道湯中馬齒莧和塘葛菜都能清熱解毒，尤其是馬齒莧能夠很好地排腸毒，清除體內的熱毒，而這兩種食物以及瘦肉的脂肪含量很低，其他營養物質豐富，也是減肥的好食療，比較適合晴柔。

晴柔按照外公的方子回去之後自己經常做湯來喝，喝了兩週左右，臉上的痤瘡明顯減輕，排便也順利了，而且比以前規律，也不盜汗了，有一種神清氣爽的感覺，也沒怎麼努力，體重就下降了兩千克，晴柔決定為了理想的身材，照著外公的方子將健康減肥進行到底！

【老中醫病理剖析】

減肥的方法很多，減肥的女性要注意選擇好適合自己的方法，而選對方法的前提，是要充分瞭解自己的身體狀況，因為身體狀況因人而異，要對症減肥才會事半功倍。像晴柔沒有搞清楚狀況就盲目制訂計畫，結果只會徒勞無功。

夏天是減肥的好時節，但也存在很多風險，因為中醫認為人的身體與環境是一體的，夏天氣候炎熱，稍有不慎熱氣便會內侵，通過影響五臟六腑而產生熱毒，熱毒若不能及時排除，不僅減肥不能健康有效地進行，還會讓身體產生一些其他的病症，所以夏季減肥也要慎重。

馬齒莧塘葛菜瘦肉湯在夏天喝有助於清熱解毒和減肥。中醫認為馬齒莧性寒，入心經、肝經、脾經和大腸經，能夠除熱解毒。塘葛菜性涼，也是解毒利水的食物。而現代醫學研究也表明這兩種食物含有豐富的粗纖維、維生素和礦物質元素，是減肥的理想食物。因為瘦肉的脂肪含量很低，所以在湯中加入瘦肉一起熬製既美味又健康。

夏季熱毒內侵的現象比較普遍，無論是減肥，還是排毒清熱都可以食用綠豆、木瓜、冬瓜、芹菜等食物，減肥的女性更應該注意飲食清淡，少食或不食辛辣油膩的食品。

經典食療

馬齒莧塘葛菜瘦肉湯

【食材】馬齒莧六十克，塘葛菜五十克，瘦豬肉三百克，鹽、雞精各適量。

【做法】將瘦豬肉洗淨切成小片，在鍋中加入適量清水燒至沸騰，然後放入瘦豬肉、馬齒莧、塘葛菜，改用中火煲兩個小時，再加入鹽、雞精即可享用。

十、降低體脂肪

彤彤喜歡吃零食，尤其喜歡那些高熱量、高脂肪的速食和膨化食品，結果越吃越胖。看著走樣的身材，彤彤決心為了美麗而減肥，但是又不想放棄美食，到底有沒有既方便又輕鬆的方式？

【老中醫問診記】

外公替彤彤把脈，發現她脈象細弱，外公告訴她這是身體虛弱的表現，雖然胖，但是不健康，體內的廢棄物和脂肪含量太高，必須要清理脂肪才行。外公還告訴彤彤如果身體照這種趨勢發展下去，將來患上心腦血管疾病的概率會非常高，對健康來說是巨大的威脅。

外公說蘑菇和豆腐是低脂肪、高蛋白食品，還能清理多餘的脂肪，是不錯的減肥食品，而且能夠做成多種美食，經常吃就可以達到減肥的效果，既能解饞又能美麗健康，適合彤彤這種禁不起美食誘惑的人。同時，外公還提醒她以後要少吃一些油炸、辛辣的食品，用一些水果來代替更有利於減肥。

彤彤按照外公推薦的食物回去自己做了蘑菇凍豆腐湯，堅持喝了一個月，發現體重開始有所下降，雖然下降得不是很多，彤彤還是很開心，因為這種不費吹灰之力的減肥良方簡直太神奇了，她想只要堅持喝下去就一定能夠產生更大的療效。

【老中醫病理剖析】

現代社會，伴隨著物質極度豐裕而來的是許多富貴病，肥胖就是其中之一。肥胖是攝入人體的營養過剩造成脂肪堆積而形成的，營養學家認為這與不合理的飲食習慣和飲食結構都有極大關聯，這一點正與中醫的養生理念不謀而合。

因此，建議像彤彤一樣需要減肥的人，都不妨試試以蘑菇和豆腐為食。豆腐尤其凍豆腐最能減肥。現代醫學研究表明凍豆腐含有一種酸性物質，這種物質能夠分解和破壞人體的脂肪，經常食用有助於脂肪的排泄，而且，凍豆腐空隙較多，營養豐富，會給人造成飽腹感，從而達到減肥的目的。中醫認為蘑菇性寒涼，入肝經、胃經，其中的脂肪和熱量較低，還能夠通便排毒，是常用的減肥食物。

食療是減肥比較健康有效的一種方式，但同時也要改善自己的生活習慣和飲食習慣。飯後不要立即坐下或休息；在每餐的間隔中儘量不要吃東西，因為這是消耗脂肪的大好時機，而對於那些高脂肪、致肥胖的食物要儘量少吃。另外，平時菜中少放一些油，多吃綠色蔬菜等都可以幫助減肥。

經典食療

蘑菇凍豆腐湯

【食材】鮮蘑菇一百五十克，凍豆腐四百克，豬肉兩百五十克，蔥、油、鹽各適量。

【做法】先將洗淨切好的蘑菇放入沸水中煮五分鐘，然後放入切好的肉片煮十分鐘左右，再放入凍豆腐煮五分鐘，加入鹽、蔥花和油攪勻即可享用。

蓉蓉想要通過節食來減肥，但是又不知道哪些食物更有利於減肥，怕自己把身體吃壞了。

老中醫：「熱量不能被及時消耗就會轉化成脂肪，所以，對於減肥的人士來說，降低熱量甚至比消耗脂肪更重要。」

十一、控制熱量

【老中醫問診記】

外公詢問了蓉蓉的飲食結構，發現蓉蓉是北方人，主食以麵食為主，而且吃的飯菜口味都比較重。據此，外公告訴蓉蓉麵食中的熱量比較高，平時吃飯的時候多放油鹽也會增加熱量。如果攝入熱量過高，消耗不掉的熱量就會轉化成脂肪儲存在體內，造成肥胖。蓉蓉胖的原因就在於此，所以，要想減肥就要從控制熱量做起。

外公推薦木瓜綠豆湯，並且告訴她平時可以少吃一些麵食，少吃油炸和爆炒的食物，像肯德基、麥當勞等這類速食尤其不能多吃。這道湯可以作為平時的主要湯膳來喝。因為木瓜和綠豆都是低熱量、高營養的食物，而且木瓜還能治療便秘，促進排毒，有助於減肥。

蓉蓉沒想到自己的肥胖竟然是飲食結構的問題，於是聽從外公的建議，逐步改變自己的飲食習慣，經常做木瓜綠豆湯來喝，過了一個月左右，蓉蓉感覺自己的體重減輕了，彷彿脂肪被消耗了一樣，一量體重，果然瘦了不少，朋友都羨慕不已，蓉蓉告訴她們這都是外公的功勞呢！

【老中醫病理剖析】

熱量是支持人體各項功能正常運作的必需品，就像中醫講的元氣一樣，如果沒有或是不足，身體虛弱就是不可避免的了。但是，中國人還信奉一句話叫作「過猶不及」。所以，熱量攝入一旦超標，也和不足一樣對身體不好。

熱量不能被及時消耗就會轉化成脂肪，所以，對於減肥的人士來說，降低熱量甚至比消耗脂肪更重要。因為脂肪一旦形成就很難消除，而熱量卻很容易就轉化成脂肪。從形成脂肪的元兇抓起，減肥效果會更直觀。

從中醫的理論來看，脂肪和熱量不能被快速消耗與五臟六腑不調和有關，因為五臟不和，氣血就不暢，氣血不暢，體內的垃圾就不能及時運出。這裡要指出的是，中醫把多出人正常需要的脂肪都稱為垃圾。所以中醫食療的妙處就是調和五臟，均衡營養。

木瓜有「百益果王」之稱，性溫，能夠和脾平肝，與豬肉同食還能夠吸收蛋白質，不僅自身的熱量低，還能有效控制體內熱量的轉化。因為蛋白質也是熱量的主要來源之一。綠豆在中醫中被認為能夠和五臟，滋脾胃，潤皮膚，是「濟世長穀」，而按照現代營養學家的分析，綠豆富含鈣、鐵、磷等礦物質元素，維生素E也比一般的食物高出許多。將這兩種食物一起熬湯可謂減肥的良品，尤其適合蓉蓉這樣的女性。

竹筍其實也是低熱量的好食材，是保健和減肥的健康之選，綠豆、竹筍和木瓜其實可以自由組合搭配，功效相當好。

經典食療

木瓜綠豆湯

【食材】木瓜一個約五百克，綠豆五十克，海帶絲三十克，瘦豬肉八十克，百合、陳皮、鹽各適量。

【做法】將瘦肉切成薄片在沸水中燙一下，木瓜去皮去籽切成塊備用，將海帶、綠豆、陳皮、瘦肉等一起放入鍋中，加入適量清水，先用大火燒至沸騰，然後用小火燉煮兩個小時，加入百合和木瓜燉十五分鐘，加入鹽攪勻即可食用。

十二、虛胖體質

媛媛在一家私人企業工作，平時工作比較瑣碎繁忙，無法按時吃飯是常有的事。雖然她食量不大，但是體重卻一直在增加，免疫力也不好，經常感冒，令媛媛感到不太對勁。

【老中醫問診記】

外公看媛媛臉色蒼白，一副虛弱無力的樣子。給她把脈還發現她脈象沉細，是體虛的表現。外公又問起其他症狀，媛媛說自己總是感覺到疲勞乏力，晚上睡眠也不好，比較容易做夢。外公判斷媛媛這是虛胖。

外公告訴媛媛，像她這種虛胖體質的人最好是從飲食上來進行調整。外公要她一方面多吃滋補的食物來益氣補虛，補充氣血，另一方面要控制脂肪和熱量的攝入，從這兩個方面入手才能比較好地達到健康減肥的效果。豆腐海參湯是不錯的選擇，海參滋陰補血，是常用的補品，其中脂肪含量也比較低，而豆腐比較清淡，和脾胃，清熱降燥，二者搭配效果尤佳。

媛媛照著外公的食療子做了豆腐海參湯，喝了大約兩個月，又加上自己合理控制飲食，儘量按時吃飯，先是感覺自己體虛的症狀逐漸消失了，不再感覺乏力疲倦，睡眠品質提高了，氣色紅潤，體重也在一點點下降。雖然速度很慢，但是媛媛相信這才是最健康的減肥方式。

【老中醫病理剖析】

由於飲食不規律，再加上長期久坐不運動，工作壓力比較大等原因，現代城市中的白領女性身體都處於亞健康狀態，虛胖也是這種狀態的一種具體表現。虛胖體質的人一般吃得不多，但是容易發胖，並且身體免疫力低下，經常生病。

現代的減肥方法都把目光鎖定在脂肪和熱量身上，一說到減肥就忙著控制熱量，消除脂肪，這固然不錯，但是卻忽略了身體各項機能的綜合平衡。而中醫卻是先補後減，充分調理身體，將身體狀態調理至健康的情況下才開始減肥。像給媛媛推薦的豆腐海參湯就是很好的例子。海參是進補的佳品，現代醫學也證明其中豐富的維生素和礦物質都對身體有很大益處，而豆腐是減肥常用的食物，低脂肪，低熱量。

這種中醫減肥的方法對體虛的人來講，剛開始一段時間體重會逐漸增加，然後才開始下降。這是因為在滋補的時候，體內氣血會被不斷補充。而氣血達到健康的水準之後開始發揮其自身的運排功能，將多餘的脂肪消除，再配合減肥的食品從而達到減肥的效果。

最後提醒廣大愛美的女性，海參作為滋補食品，服用時要遵照醫囑，因為它不適合脾虛者食用，而豆腐雖好卻不宜與芹菜、黃瓜、韭菜等同食，在平時進食時一定要注意。

經典食療

豆腐海參湯

【食材】豆腐兩百五十克，海參五百克，雞蛋一個，高湯一升，蔥、薑、鹽、胡椒粉、米酒、澱粉水、醬油、麻油等各適量。

【做法】在熱油鍋中放入蔥段和薑片爆炒，然後倒入適量清水，大火煮至沸騰，放入海參汆燙，撈出控水備用。將高湯另起一鍋燒至沸騰後加入海參、豆腐塊、蔥、薑等，小火燉煮十分鐘，加入胡椒粉、麻油、米酒、澱粉水、醬油、鹽等，攪拌均勻，淋上打碎的雞蛋汁，撒上蔥花和薑末即成。

十三、肝腎功能失調型肥胖

婉兒的體型是典型的上瘦下胖型，看上去極不協調。她不是沒有減過肥，而是減肥對她來說太困難了，每次透過節食減下來，稍不注意就會變本加厲還回來，令她苦惱不已。

【老中醫問診記】

婉兒先向外公說了自己的苦惱，外公看她額頭和下頜上長有痘痘，還有一些色斑，便問是否還有其他症狀。婉兒說自己還有便秘、月經量少、容易困倦的症狀。外公告訴她這是肝腎功能失調的表現。胖是肝腎出現問題的原因，而之所以是下胖上瘦的體型是因為，腰腿部是肝腎的主要運輸路徑，毒素在此積聚就會減緩新陳代謝導致肥胖。

婉兒沒想到竟然是肝腎的問題，她吃了一驚，趕緊要外公給自己開藥方。外公笑著說不用吃藥，吃一些食物調理一下就好了，冬菇、冬筍都很不錯。冬菇能夠增強肝臟的活動機能，冬筍則可以利尿通便，滋肝補腎。把肝腎調養好了，減肥也就不再是個大難題了。

她回家後做了冬菇冬筍肉絲湯，在其中又加入了黃瓜。喝了一個月效果便顯現了，先是臉上不再長痘痘，大便通暢，然後不感到困倦了，月經量也正常了，後來她去量體重時，發現自己瘦了足足有五公斤，高興得差點跳起來。

【老中醫病理剖析】

《周易》認為陰陽兩種力量此消彼長，處在不斷的變化中，而最佳的狀態是陰陽調和，二力平衡。中醫的很多理論很好地結合了陰陽變化的學說，所以，在進行治療時就以達到平衡的最佳狀態為目標。

五臟六腑失和其實就是陰陽不調和的表現，所以，針對婉兒的狀況，將補益肝腎，恢復其功能作為前提，然後再進行減肥才是最佳療法。然而現代醫學並不注重這些，認為減肥就是消脂，就是要通過節食來減少脂肪攝入，外公認為這種看法是非常片面的。

冬筍性微寒，在中醫中是養肝健胃、通腸健脾的佳品，而且對形體肥胖有明顯療效，冬菇能夠強肝壯腎。現代的營養學家認為瘦肉、冬筍、冬菇含有豐富的蛋白質、維生素、礦物質元素和多種胺基酸等，營養豐富，養肝健胃。

然而在吃冬筍時最好先用開水燙一下，以降低草酸含量，促進鈣吸收。此外，像山藥、冬瓜等都是幫助肝腎排毒的好食材，還有最簡單的方法就是每天早晨五至七點之間喝上一杯白開水，效果相當不錯。

經典食療

冬菇冬筍肉絲湯

【食材】水發冬菇一百克，冬筍一百二十克，黃瓜八十克，豬瘦肉兩百克，雞蛋一個，澱粉少量，鹽、雞精、醋、料理米酒、胡椒粉等各適量。

【做法】將豬肉切成絲，取蛋清、胡椒粉、鹽、米酒等上漿後燙水撈出備用，將冬菇和冬筍洗淨，在沸水中燙一下撈出備用，黃瓜切片。在鍋中加入適量清水，燒至沸騰後加入肉絲、冬菇、冬筍、黃瓜煮熟，再加入鹽、雞精、醋攪拌均勻即可享用。

十四、氣虛型肥胖

明明從小到大一直都比較胖，正值十八歲的她，多次想要減肥。

但是只要一餓或是稍微運動，就會感到特別疲乏，整個人無精打采的，甚至還會頭暈。

【老中醫問診記】

外公看明明臉色蒼白，又觀察到她舌質淡紅而且胖大。外公替她把脈發現脈象較細，虛軟無力。於是外公判斷是氣虛。臉色蒼白、乏力倦怠、肥胖等都是氣虛造成的。針對這種情況要先補氣血，然後才能減肥，不然會起到相反的作用，對健康不利。因為只有氣血飽滿才會將吸收的營養物質消耗掉，不致變成脂肪在體內囤積。

明明還擔心中藥會很苦，沒想到外公告訴她通過食療就可以解決問題。外公推薦了胡蘿蔔鮑魚粥，讓媽媽多做一些給她吃，就會逐漸改善現在的狀況。外公解釋道，胡蘿蔔能夠補中益氣，鮑魚則可以滋陰補虛，只要把氣血先補好，減肥就不再是問題了，這個過程可能會比較長，要持續半年或更久。

回去之後，媽媽經常給明明做這道粥，吃了三週左右，她開始感覺到自己精神比從前好了，也不會頭暈了，體重減了五公斤。明明開心極了，沒想到喝粥竟然有這麼大作用，於是一改從前對中藥苦口的看法，決定好好遵照外公的囑咐。

【老中醫病理剖析】

中醫認為「血為氣之母，氣為血之帥」，簡單來說就是氣是血的推動力，血是氣的來源。氣和血推動身體內物質的新陳代謝和能量的轉化，如果氣虛就會導致血行遲緩，代謝能力不足，從而使攝入的營養物質不被充分吸收，結果就導致肥胖。

氣虛有兩種情況，先天生化不足和後天消耗過盛。明月屬於先天生化不足，「氣不足則胖」，所以，建議明明食用胡蘿蔔鮑魚粥。胡蘿蔔素有「小人參」之稱，其作用是寬中下氣、補脾健胃，根據中醫的說法，脾胃是生化氣血的主要臟器，所以，胡蘿蔔是益氣的佳品。鮑魚性平，對肝腎陰虛有良效，尤其適合女性食用，能夠滋陰補虛。二者搭配能夠很好地調整明月的身體狀態，達到健康瘦身的目的。

然而，胡蘿蔔雖好，吃的時候也有許多禁忌要注意，如不能與白蘿蔔一起食用，也不能與菠菜、花菜、番茄等一起食用，否則會降低其營養價值。另外，胡蘿蔔不適宜女性大量食用，因為其中的胡蘿蔔素會影響女性的月經和排卵，不利於懷孕。

經典食療

胡蘿蔔鮑魚粥

【食材】胡蘿蔔八十克，鮑魚四十克，糙米五克，石決明五十克，薑、鹽等各適量。

【做法】將鮑魚、胡蘿蔔、石決明、生薑、糙米等洗淨放入鍋中，加入適量清水，用大火煮至沸騰，再用小火燉煮兩個小時，加入適量鹽攪拌均勻，即可享用美味。

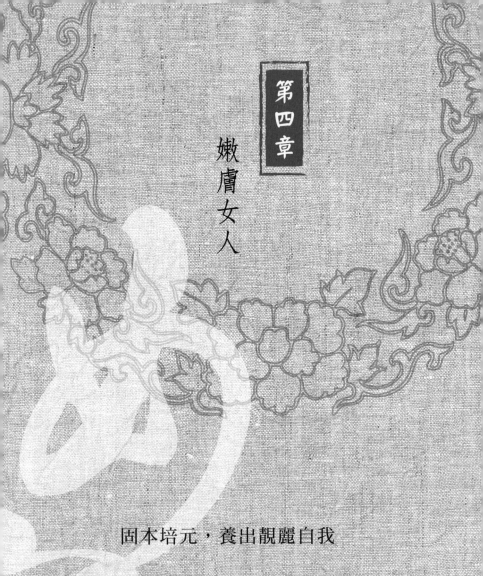

第四章

嫩膚女人

固本培元，養出靚麗自我

皮膚鬆弛的原因有很多，但從中醫的理論來看，根本原因就是氣血不足。因為只有血在氣的推動下到達肌膚表層，才能展現出肌膚健康的顏色，唯有中氣飽滿，肌膚才能具有光澤。因此，注重氣血的養護，正是養生中最基本和最重要的事。

一、緊緻皮膚

夏嵐今年二十八歲，節食兩個月，身材暴瘦。正在夏嵐為減肥成功而開心的時候，身體卻有了新的問題。原來減肥之後，夏嵐的皮膚就開始變得鬆鬆垮垮，一點兒也不緊緻飽滿，讓她大驚失色。

【老中醫問診記】

夏嵐告訴外公自己的狀況，外公看夏嵐皮膚沒有應有的光澤，一副肌膚缺乏營養的樣子，就給她把脈，結果發現她脈象細弱，明顯的氣血不足。外公說這是因為減肥速度太快，結果導致皮膚一時間失去正常的供給和支撐，而且節食減肥很容易對脾胃造成損傷，直接影響氣血的供應。所以，要恢復皮膚的彈性，首要任務是給皮膚供應充足的營養。

她便問外公該怎麼做，外公說她目前的狀況還不算很嚴重，食療就可以調理好。於是外公給她推薦了水蛇老雞薑棗湯。她正在猶疑的時候，又聽外公解釋道：「雞肉和水蛇的脂肪含量都很低，蛋白質和其他營養物質很豐富，既能夠滋膚養顏，又不用擔心吃多了會變胖。」

夏嵐這才放下心，喝了一個月的時間，夏嵐的朋友都說她氣色越來越好，皮膚變得光滑、細膩、有彈性，於是都要跟她「取經」，夏嵐很高興向她們推薦了外公。

皮膚鬆弛的原因有很多，但從中醫的理論來看，根本原因就是氣血不足。因為只有血在氣的推動下到達肌膚表層，才能展現出肌膚健康的顏色，唯有中氣飽滿，肌膚才能具有光澤。因此，注重氣血的養護，正是養生中最基本和最重要的事。

現代人工作繁忙，幾乎沒有時間鍛鍊，所以，大多人都選擇節食的方法減肥，殊不知這種方法如果一味貪求速瘦就會給身體帶來很大的問題。像夏嵐這樣的皮膚鬆弛還只是比較輕微的，肺臟失和才是最嚴重的事。

水蛇老雞湯比較適合夏嵐這種類型的人食用。因為中醫認為老母雞較新雞比起來更能夠溫中益氣，健脾和胃，對於氣血不足的人非常適用，而且，老母雞性屬陰，尤其適合女性食用。水蛇的滋補養顏之功已經得到現代醫學的證明，其中含有人體必需的八種胺基酸，能夠促進新陳代謝，美容養顏。此外，紅棗也是益氣補血的好食材。

一提到蛇，人們都有三分畏懼，但是，水蛇的毒性不會對人體造成傷害，只要在食用水蛇時將蛇肉煮得熟透即可。而在減肥的時候一定不能只追求速瘦，要注重飲食的均衡合理，加上適量的運動，否則容易加速皮膚鬆弛和老化。

經典食療

水蛇老雞薑棗湯

【食材】水蛇一條，老母雞一隻，紅棗八枚，生薑、酒、鹽、雞精等各適量。

【做法】將老母雞掏去內臟，清洗乾淨備用；水蛇斬段，洗淨，並用酒浸洗一下；紅棗去核，將以上材料和薑片一起放入煲鍋中，加入適量清水，大火煲三到四個小時，再加入鹽、雞精等攪拌均勻即可食用。

二、嫩膚活顏

萱萱是一所大學的博士研究生，現在臨近畢業，壓力非常大，經常為了論文和工作的事廢寢忘食。最近她發現自己不僅月經失調，而且皮膚狀況也非常不好，使萱萱更加沒有自信了。

【老中醫問診記】

外公看到萱萱的時候，臉色萎黃，毛孔粗大，還長有痘痘。外公給她把脈發現脈象沉緩，是腎精不固的症狀。外公聽完萱萱描述自己的症狀之後，判斷她是長期憂心操勞過度，造成心、肺、腎精氣衰竭，陰精不足以滋養肌膚之故。據此，外公告訴萱萱要改善皮膚目前的狀況，就要從養心、肺、腎入手。

外公建議她多喝烏龜煲玉米鬚湯。外公說，烏龜的主要功效是能夠益氣補血，滋陰補腎，對於腎陰不足大有補益之功，而玉米鬚性平味甘，能夠清心健胃，祛濕除熱，止咳降火，這二者搭配可以同時調養心、肺、腎，達到兼治的效果。外公還說，像百合、蓮子、銀耳等平時都可以多食用一些，這些能夠養心神，幫助守護身體的精氣。

萱萱聽從外公的建議，烏龜玉米鬚湯自是不在話下，其他的幾種食物也經常用來煲湯喝，漸漸地萱萱感覺神清氣爽了不少，隨著月經的正常，皮膚也開始變得好起來，先是痘痘不見了，後來毛孔縮小，皮膚恢復了往日的細膩和光澤，這讓萱萱自信了不少，還順利地找到了一份好工作。

【老中醫病理剖析】

現今社會，由於工作和生活壓力過大，造成許多女性出現各式各樣的問題，為了工作而熬夜，更會加速皮膚的衰老速度。因為熬夜使得相應的肺臟得不到休養，導致其功能紊亂，現代醫學稱為內分泌失調，像女性月經不調、皮膚出現的一系列問題，都與此息息相關。

《黃帝內經》認為，心藏神，腎藏精，而肺主管皮膚和毫毛，勞於心則耗血，勞於肺則傷氣。缺少了氣血和精神，無論如何都不會健康的。外公說，像萱萱這樣的精神不濟、氣血虛弱的人推薦其食用烏龜煲玉米鬚湯能夠養陰補血，達到很好的調養功效。營養學家認為烏龜含有豐富的蛋白質和不飽和脂肪酸，能夠形成人體的膠原蛋白，對皮膚的養護效果尤佳。這道湯中的地黃還能補血虛，益氣力，從根本上杜絕皮膚問題。

但是，要特別留意，烏龜不能與瓜果、豬肉等同食，否則不僅不利於進補，還會大傷元氣。而且，像萱萱的情況，只靠食療是不行的，還必須調整生活作息時間，平時飲食和睡眠都要規律，注重調節不愉快和緊張焦慮情緒，才能從根本上改善現在的狀況。

經典食療

烏龜煲玉米鬚湯

【食材】鮮玉米鬚七十克，烏龜一隻，乾地黃三十克，生薑、鹽、雞精各適量。

【做法】將烏龜清理乾淨，玉米鬚洗淨，二者與生薑片一起放入鍋中，加入適量清水，先用大火燒至沸騰，然後用小火再煲三個小時，加入適量油、鹽、雞精等攪勻即可享用。

產後不到兩個月的阿雪，回到公司工作，但是，她的身材仍然沒有什麼恢復。

雖然是瘦了許多，但是皮膚明顯失去了彈性，鬆弛下垂，臉部皮膚還很粗糙，臉色發黃，整個人散發「媽媽的味道」。

三、恢復肌膚彈性

【老中醫問診記】

外公觀察到阿雪全身的皮膚都很鬆弛，臉部尤其粗糙無光，舌質紅，舌苔淡薄。又給她把脈，發現她脈弦細微，外公據此判斷她腎陰虧虛，一方面體內的毒素不能及時排出，另一方面，腎陰不足不利於產後的恢復。阿雪聽完很著急。

外公說，這種狀況是大多數產後的媽媽都會遇到的問題，所以不需要太擔心，更何況她現在才二十七歲，肌膚的自我調節能力還不錯，只要調養和護理得當，就能夠儘快恢復。阿雪聽了外公的這番話才稍稍放心了一些。

外公推薦花生大棗豬蹄湯，豬蹄是公認的美容養顏的食品，富含膠原蛋白，能夠恢復皮膚的彈性，並且能改善身體的營養狀況，像她這樣產後休息不足，工作壓力大的人多吃豬蹄非常有利。但是，因為豬蹄中的脂肪含量有些高，僅次於肥肉，所以，也不能經常吃，每週食用兩三次就可以了。

阿雪聽從外公的建議，每週都食用豬蹄湯，過了三週左右，就發現自己的皮膚開始變得滋潤和飽滿起來，漸漸恢復了彈性，毛孔縮小，皮膚變得細膩了，而且臉色也紅潤了，阿雪對外公的食療直呼神奇。

【老中醫病理剖析】

剛剛生產後的媽媽由於生產時元氣大傷，所以，產後的很長一段時間內身體的新陳代謝速度會變慢，很容易造成毒素在體內堆積，直接影響到膚色，而皮膚久久不能恢復彈性，更是讓新媽媽們焦慮萬分。

產後皮膚不能及時恢復彈性的原因很多，主要與生活習慣、飲食結構等有很大關係，像阿雪這樣的「辣媽」產後還沒有恢復就急於工作，工作壓力又大，熬夜和精神長期緊張都是造成她恢復不利的原因。

所以，建議阿雪食用花生大棗豬蹄湯。因為針對這種狀況，為其補充足夠的營養和氣血，以保證正常的代謝是必要的。現代醫學認為皮膚鬆弛粗糙的主要原因是缺少膠原蛋白，而豬蹄則富含這種物質，而且其中鐵、鋅、鎂等礦物質和維生素A、維生素E含量都不低，能夠全面補充營養。另外這道湯中的紅棗能夠益氣補血，二者同食就能美容除皺，養出好皮膚、好氣色。

外公還提醒女性朋友要想擁有好肌膚，注重休息是必要的，肌膚新陳代謝的最佳時間是晚上十點到淩晨兩點，如果熬夜就會影響皮膚的代謝，造成皮膚粗糙枯黃。另外，要經常給肌膚補水，皮膚缺水時也會變得粗糙。

經典食療

花生大棗燉豬蹄

【食材】豬蹄三只，花生米一百克，大棗三十枚，料理米酒、醬油、生薑、蔥、花椒、茴香、白糖、鹽、雞精等各適量。

【做法】將花生和棗放在碗中用水浸泡，豬蹄處理乾淨後先用水煮到四成熟撈出用醬油拌勻，然後放入熱油鍋中炸至金黃色後撈出放入鍋中，加入清水和備好的花生米、大棗以及生薑、米酒、花椒、茴香、白糖等一起燉煮至爛熟，再加入鹽、雞精等攪拌均勻，撒上蔥花即成美味。

四、臉色白嫩

夢蕾最近不知道怎麼了，吃飯後總感覺消化不良的樣子，老是打嗝噯氣，有些便秘，兩頰竟開始長起痘痘。

此外，蠟黃的臉色，她自己看了難過，讓別人也誤以為她生病了。

【老中醫問診記】

外公看她舌質發紅。又給她把了脈，發現她脈象細數，是肝鬱脾虛的症狀，而且腸胃的功能比較弱。之所以膚色變壞也是肝臟和脾胃的問題。脾運化失常會導致臉色發黃，而肝氣鬱結表現在臉上就是臉黃長痘，嚴重者還會長斑。現在夢蕾腸胃也不好，如果便秘的話就不能很好地排出體內毒素，會影響到皮膚的色澤和健康。

夢蕾嚇了一跳，沒想到有這麼多問題，趕緊請外公開藥。沒想到外公只推薦了一款淮山水魚枸杞湯。外公告訴她，這道湯是藥食同補的，淮山、枸杞都是常用的中藥，能夠滋肝養腎，補脾健胃。水魚是高蛋白、低脂肪的食物，還富含鈣、鐵等元素，是不可多得的滋補食品，能夠增強身體的抵抗力，調節身體機能的平衡。

回到家後，夢蕾喝了兩週，就感覺到自己的消化能力增強了，排便通暢有規律了，臉上的痘痘消退了，臉色也開始逐漸恢復正常了，忍不住感嘆外公的高超醫術，竟然用簡單的食療就治好了這麼多病症。

【老中醫病理剖析】

中醫的食療法是建立在其「藥食同源，醫食同源」的理論基礎上的，通常是採用作用相關的藥物和食物配製而成，以求達到美容和保健的雙重功效。而事實也證明這種方法是非常切實有效的，尤其是近年來中醫又被養生學家所推崇，食療也成了更多人保健的最佳選擇。

「藥補不如食補」，是因為食補在達到進補治療功效的同時幾乎不會對身體產生副作用，所以備受人們的青睞。對於夢蕾的情況，按照現代西方的醫學理論肯定是只針對臉部的問題進行美白祛痘，對胃則是增強胃動力，卻不會調理肝脾，雖然能在短時間內暫時解決問題，但是絕不如中醫辨證施治和綜合調養健康。

推薦夢蕾食用淮山水魚湯是因為夢蕾需要補肝，還要健脾養胃。而這三個目的都想達到的話，這款湯膳是比較好的選擇。中醫對肝腎虛弱和腸胃不好的人大多會使用枸杞來治療，而淮山也是滋陰補脾常用的食物，能夠「潤皮毛」，對滋養皮膚有較好的功效。水魚即常說的「鱉」，是大補的食物，非常適合體質虛弱、肝陰不足、營養不良的人食用。

要特別留意的是，水魚在食用的時候一定要燉得爛熟，尤其是脾胃虛弱的人更要注意。

經典食療

淮山水魚枸杞湯

【食材】淮山二十克，水魚一條約五百克，枸杞十克，生薑、鹽、雞精等各適量。

【做法】將水魚處理乾淨切成塊狀備用，將淮山和枸杞洗淨浸泡片刻撈出，將魚塊、淮山和枸杞一起放入鍋中，加入適量清水燉煮，先將水燒至沸騰，然後改用小火燉一小時，加入鹽、雞精等調味即可。

五、養顏益氣

瓊玉是一家公司的行政助理，每天都有一大堆分派下來的任務，熬夜加班是常有的事。

工作了將近一年的時間，有次聚會，朋友見了她都說她臉色很差，好像生病了一樣，不僅長有粉刺，細看時還發現臉上有淺淺的斑，令瓊玉頗為苦惱。

【老中醫問診記】

外公替瓊玉把脈，發現她脈象滯澀徐緩，又觀察到她舌質暗紅，是氣滯血瘀的症狀，加之臉色枯黃，長痘，生斑，應該是肝氣鬱結，肺熱所致。像她這樣的上班族，經常坐在辦公室裡，不怎麼運動，也不排汗，飲食又由於工作原因經常不規律，結果就會導致血流不暢，氣血瘀滯，從而使皮膚失去神采和光澤，變得晦暗甚至長有色斑和痘痘。

對於這種症狀，要補益中氣，促進氣血的流動和暢通。因此，推薦瓊玉食用燕窩花旗參湯。外公說不要小看這道湯，其中的營養價值和藥用價值都很高。燕窩能夠補中益氣，促進氣血的迴圈和活動，而且還有豐富的蛋白質和微量元素。花旗參性涼，能夠清虛火，補氣養陰，非常適合瓊玉目前的狀況。

瓊玉遵照外公的囑咐，買來花旗參和燕窩，經常燉湯喝，結果喝了約二十天就有了明顯的效果，臉上開始有血色了，漸漸變得紅潤起來，雖然色斑還沒有開始消失，但是瓊玉堅信只要按照外公的方子繼續喝一段時間，色斑也不是問題。

【老中醫病理剖析】

中醫在治療病症時與西方醫學不同，中醫強調從整體著眼，例如對於臉上生斑，中醫絕不會認為僅僅是局部的問題，而是與肝、脾、腎等都有關聯，所以，治療時也是辨證治療。

中醫認為臉部生痘痘是肺熱的緣故，要清肺熱；而臉色枯黃有色斑則多半是肝氣鬱積的表現，要疏肝解鬱，清肺熱。所以，推薦瓊玉食用燕窩花旗參湯。

燕窩的五大功效是養陰、潤肺、補中、益氣、養顏。而且現代醫學研究還發現燕窩中的蛋白質和碳水化合物成分獨特，能夠相輔相成促進蛋白質提供熱量，有利於減肥。花旗參入心、肺、腎三經，能清肺熱，去痘。枸杞能夠滋養補肝，改善臉部枯黃的狀況。現代醫學認為銀耳中的蛋白質和維生素能夠緊緻皮膚，抗皺去斑，是上好的潤膚品。

白蘿蔔、黑木耳、蜂蜜、薏米等的去斑美膚效果也很好，平時不妨多吃一些相關的食物。還有就是保護肌膚要從日常生活中的細節做起，比如及時卸妝，讓皮膚自由呼吸，經常做按摩，促進血液迴圈等都是可行的護膚小竅門。

經典食療

燕窩花旗參湯

【食材】花旗參三十克，燕窩二十五克，乾銀耳三十克，枸杞十克，鹽適量。

【做法】將燕窩用清水浸透，除去雜質後洗淨備用，花旗參切成片狀，銀耳泡軟撕成小塊，枸杞洗淨。將四者一起放入燉盅中，隔水燉煮三小時，加入少量鹽攪勻即可食用。

六、養肌煥白

佩瑤的膚色本來就不是很白，過了一個夏天就更黑了。雖然佩瑤做了許多防護的措施，但是，皮膚還是變得黑黝黝的，而且還暗淡無光。

老中醫：「想要美白，養於內，才是關鍵。」

【老中醫問診記】

佩瑤想要美白，卻不敢亂用美白產品，於是來找外公徵求意見。外公看到佩瑤臉色暗淡，舌質紅，舌苔薄，把脈發現她脈象細數。外公問佩瑤身體的其他症狀，佩瑤說自己的體質一直都不好，容易生病。於是外公判斷佩瑤是腎氣不足之故。佩瑤不解，外公解釋說腎氣不足會導致陰液虧損，造成黑色素不能及時地被代謝掉，在體內積聚，所以皮膚會比較黑。而且，五臟六腑都是相互影響的，腎氣不足還會影響肺臟功能，讓膚色失去亮白。

外公根據佩瑤的情況推薦她食用老鴨鮑魚湯。外公說鮑魚有補血生津、平肝固腎的功效，老鴨則能清熱解毒，滋補陰虛，健脾和胃。佩瑤是先天性的腎氣不足，所以，多喝這道湯能夠全面調理身體的各項機能，從而使肌膚恢復應有的亮白和光澤。

佩瑤聽從了外公的建議，回去之後經常喝這道湯，過了一個月，佩瑤發現自己的膚色不再是黯黑色的了，亮度開始提升，漸漸趨向健康的膚色，氣血開始充盈起來，而且自從開始喝湯到現在一直都沒有生過病。佩瑤真心感謝外公能讓自己變得健康又美麗。

【老中醫病理剖析】

肝、脾、腎是中醫中明確指出影響膚色的三臟。中醫認為人的膚色是由臟腑來調養的，《黃帝內經》說「養於內，美於外」，說的就是調養好臟腑，氣血通暢，精氣充足，陰陽平衡，膚色才能光滑細膩，亮白健康。

腎氣不足通常是由於操勞過度，即中醫所說的「勞傷腎氣」。按照佩瑤的症狀來看是腎陰虧虛，虛火灼肺，所以，首先要滋腎陰，清肺火。

老鴨鮑魚湯中，鮑魚養陰、潤肺、平肝、固腎，而且富含蛋白質、維生素A、維生素D以及微量礦物質元素，符合現代營養學家的美白理論。而老鴨性涼，能夠補中益氣，滋陰補腎，清虛勞之熱，養胃生津，尤其適宜體內有熱火之人食用，清除肺熱，改善肌膚的黯黑狀況。另外，這道湯中還加入了益氣補中的紅棗，其中的維生素A和維生素C也具有阻止黑色素形成，抑制脂褐素沉積的作用，能有效美白肌膚。美白「養於內」是關鍵，所以，發現自己皮膚黯黑時可以去瞧一瞧中醫，找到根源，說不定問題就能迎刃而解。

經典食療

老鴨鮑魚湯

【食材】老鴨一隻，水發鮑魚兩百克，瘦豬肉一百克，紅棗十枚，生薑、白酒、鹽、雞精等各適量。

【做法】將老鴨除去內臟，洗淨後放沸水中燙一下，瘦豬肉也要燙一下，然後將二者一起放入燉盅中，加入適量涼開水，再加入生薑片、白酒和紅棗，隔水燉兩個小時，然後將鮑魚切片，放入燉盅內，再燉一小時，加入適量鹽、雞精等攪勻即可享用美味。

七、額頭光滑無紋

詩雨平時很注意皮膚的保養，可是奔波於家庭和工作之間的她，額頭上還是開始有皺紋了。特別是笑的時候尤其明顯，讓她心生沮喪，漸漸收斂起了笑容。

【老中醫問診記】

詩雨告訴外公自己平時不捨得讓皮膚受一點苦，都是盡最大可能進行最好的護理，也不知道是怎麼回事竟然開始長皺紋了。外公觀察詩雨面容消瘦，舌紅少苔，又把脈發現她脈象細數。外公問及其他的症狀，詩雨說自己有些便秘，有時候會失眠或是盜汗。於是外公告訴她這是陰虛的表現，額頭紋也與陰虛有關。

外公向詩雨解釋道，因為陰精陰血虧虛，從而不能滋養肌膚，造成皮膚營養不良，於是便產生了皺紋。根據現在的情況來看，詩雨可能是心脾陰虛。所以，消除額頭紋，補虛是關鍵。外公給詩雨推薦了川芎白芷魚頭湯。外公囑咐她，魚頭最好選用鮭魚，因為鮭魚對於補虛勞有良效。現代醫學認為其中含有豐富的硫酸軟骨素，能夠有效減少皺紋，光滑肌膚。

詩雨遵照外公的囑咐，回去之後就開始煲湯來喝，喝了一個月左右，詩雨發現自己的皮膚開始變得飽滿有光澤，不再是面容消瘦的模樣，失眠盜汗的症狀也改善了很多，額頭的細紋漸漸變淺了，皮膚還比之前有彈性了不少，周圍人羨慕的眼光讓詩雨暗自開心。

【老中醫病理剖析】

額頭紋可以說是愛美女性的一大困擾，為了美麗，她們不惜以健康為代價去做各種手術、塗抹藥膏等。但是，消除額頭紋要對症下藥才會有最理想的效果。

額頭紋的產生與便秘、陰虛、肝腎功能減退、體質虛弱、過度勞累等都有關係，而且，氣候乾冷和日常護理不當也是導致其出現的重要外因。所以，詩雨雖然護理得好，但是體內陰虛，出現額頭紋也不足為怪。

芎芷魚頭湯中，川芎性溫，入心經，能夠活血行氣，加速新陳代謝，白芷則入脾、胃經，醫書中記載它能夠「長肌膚，潤澤」，是美容養顏的好藥材，現代醫學研究發現，白芷還能夠間接分解脂肪，並且抑制脂肪的合成，從而有助於減肥。

鮭魚可以健脾益氣，補虛勞，對於陰虛消瘦之人有滋補之功。中醫認為精陰氣血充足，皮膚才會圓潤光滑，這道湯就是通過補心脾虛弱而補充精氣，達到消除額頭皺紋的目的。

特別和廣大愛美女性分享一個小偏方，白芷不僅能內服，還能夠做成外敷的面膜，能夠起到祛除臉部斑痕的作用，改善肌膚的微循環，延緩皮膚衰老，美白和潤澤肌膚。將白芷做成面膜在古代已有許多美女使用過，像楊玉環、慈禧太后等。

經典食療

芎芷魚頭湯

【食材】川芎五克，白芷十克，鮭魚頭一個，薑、鹽、雞精各適量。

【做法】將鮭魚頭洗淨，放入熱油鍋中煎至微黃後取出，與川芎、白芷、生薑片和鮭魚頭一起放入燉盅中，加入適量清水，文火隔水燉一小時，加入鹽、雞精調味即可享用。

瑞瑞是南部人，畢業後一個人跑到台北工作，結果，嚴重的水土不服導致原本水嫩的肌膚變得乾燥粗糙不堪。

老中醫：「這是身體被寒邪和燥邪入侵所造成。」

八、保持肌膚瑩潤透亮

【老中醫問診記】

外公解釋說，寒邪性陰，陰氣過盛，陽氣就不足，阻礙人體的氣血津液運行，即所謂寒性凝結，阻滯不通。燥邪主要侵害人體的口、鼻、咽、皮膚等，甚者還會傷肺。皮膚乾燥就是燥邪的表現。兩者都不利於津液到達皮膚，從而導致現在的症狀。

外公針對瑞瑞的情況，給她推薦了沙苑蒺藜魚膠湯。外公說這道湯營養豐富，又能祛除瑞瑞體內的燥邪和寒邪，可以從根本上改善她現在皮膚乾燥粗糙的問題。而且，魚膠富含膠原蛋白，能夠有效提升皮膚彈性和活力，保持肌膚瑩潤透亮。

瑞瑞遵照外公的囑咐，自己經常做沙苑蒺藜魚膠湯來喝，大約一個月，瑞瑞發現自己的皮膚逐漸改善，原本乾燥粗糙的皮膚已經褪去了表層的角質，展現出新生肌膚的飽滿和彈性，瑞瑞看著自己比原來還要健康嫩白的肌膚，高興的心情可想而知。

【老中醫病理剖析】

中醫認為，人與環境是統一平衡的整體，人體很容易受到環境的影響。如果內外的平衡被打破，就會引起身體的不適和疾病。例如瑞瑞對北方乾燥、寒冷環境的不適應就導致了皮膚乾燥粗糙老化。

寒和燥本來是自然界正常的氣候變化，對人體無害，但是，當其太過就會在人體抵抗壓力下降時入侵。寒邪阻滯津液，燥邪損耗津液。而所謂的津液是以水為主體的，主要作用就是滋潤和濡養。其中還含有多種營養物質，為肌膚補充營養，所以，津液不達，肌膚就得不到滋潤。

之所以推薦沙苑蒺藜魚膠湯，是因為沙苑蒺藜性溫，入肝、腎經，可以生發津液，補充不足，質潤性和。而魚膠與「燕窩」齊名，素有「海洋人參」的美譽，能夠活血補血，禦寒祛濕，現代養生學家認為其中富含便於人體吸收利用的膠原蛋白，可以補充皮膚中流失的膠原蛋白，從而讓肌膚光滑飽滿，柔軟而富有彈性。

除了推薦的這款食療湯，像豬骨湯、雞皮、牛骨湯、豆製品等都能夠保持肌膚的彈性和活力。另外，富含維生素C和維生素E的食物還能祛斑除黑，提升皮膚亮度，平時在飲食中可以進行合理的搭配。

經典食療

沙苑蒺藜魚膠湯

【食材】沙苑蒺藜[編按]十克，魚膠二十克，香油、鹽、雞精等各適量。

【做法】將沙苑蒺藜用紗布包裹紮緊，魚膠用水泡軟後切開，將二者共同放入砂鍋中，加入適量清水煮成湯，淋入香油，並加入鹽、雞精攪拌均勻即可享用。

【編按】沙苑蒺藜（Semen Astragali complanati），又名潼蒺藜、潼沙苑、沙苑子，性溫而柔潤，有明目、止癢、平肝、解鬱等功效。

九、遠離痤瘡

二十五歲的秋萍，按理說青春期都過去了，可是臉上卻在這時開始長起痘痘！醫生說是痤瘡。秋萍生怕一個不留神落下疤痕，因此擠也不是，不擠也不是，惹得她十分心煩。

【老中醫問診記】

外公看秋萍面色發紅，皮膚為油性，長有痤瘡，又觀察到她舌質發紅，舌苔黃膩，把脈的脈象則為滑數。外公問她有沒有感覺腸胃不適，食慾不振，口中乾苦甚至有口臭的症狀，秋萍說這些症狀都有，心中暗暗驚訝外公的精妙醫術。

外公告訴秋萍她這是體內濕熱所致，濕熱之氣在皮膚上蘊結不散從而導致皮膚生有痤瘡。之所以會有濕熱，與人的負面情緒滋生、飲食過於油膩辛辣以及生活作息不規律等都有關係。所以，要治療她現在的症狀，祛濕除熱是重點。秋萍急於讓外公給她開藥方，外公卻說她的症狀並不是很嚴重，用食療就足夠了。

外公建議秋萍食用糯稻根泥鰍湯。外公說這道湯是藥食同補，糯稻根可以退虛熱，泥鰍則能清熱解毒，除濕暖胃，而且富含多種營養成分，像維生素A、維生素C等還可以美化肌膚。

秋萍按照外公的方子，回去後自己做了糯稻根泥鰍湯，喝了兩個星期就看出效果了。臉上的痘痘明顯消退了，皮膚也不那麼油膩了，變得清爽起來，而且自己腸胃不適、口苦口黏的症狀都消失了，讓秋萍覺得外公真是個神人！

【老中醫病理剖析】

痤瘡多發於青春期，現代醫學認為是皮脂分泌過多，導致毛囊堵塞引起的，會隨著年齡的增長而逐漸消失。中醫一般認為痤瘡是體內濕熱引起，像秋萍這種內濕型的體質，大多都是消化功能不好引起的，而體內的濕氣久留不去就會化成熱，所以，濕熱一般並行而致病。

推薦糯稻根泥鰍湯是因為泥鰍性涼，能益氣補中，解毒祛濕，在夏天吃尤其能夠祛除濕熱之氣，美味又滋補。現代醫學研究發現，泥鰍含有亞精胺，能夠延緩衰老，增加皮膚的彈性和濕潤度。而糯稻根對於陰虛發熱，口渴咽乾有良效，能夠養陰清熱，還能養胃補脾。這一食一藥，能從根源上抑制痤瘡發生的病因，讓皮膚恢復活力。

痤瘡如果發生在非青春期就要考慮濕熱的因素，平時飲食清淡，保持心情愉悅，調整不合理的生活作息時間對身體百利而無一害，日常生活中要注意，一旦患了痤瘡也不要著急，像綠豆、冬瓜、綠茶等都是清熱利濕的食物，可以多食。

經典食療

糯稻根泥鰍湯

【食材】糯稻根三十克，泥鰍一百五十克，生薑、鹽、雞精、油等各適量。

【做法】將糯稻根用水浸泡洗淨，用熱水清洗泥鰍，去黏液，掏出雜腸，下入熱油鍋煎至微黃後取出，並與泡好的糯稻根一起放入煲鍋中，加入適量清水，煲兩個小時，然後加入鹽、雞精、油等攪勻即可食用。

十、重現年輕神采

二十八歲的心怡是一家企業的中階主管，然而事業的成功卻抵不過容顏的衰老憔悴。整天勞心勞力讓心怡過早出現了皮膚衰老的跡象，讓她經常在一個人獨處時，感到情緒低落。

【老中醫問診記】

外公看到心怡，絕對想不到她才二十八歲，因為看上去倒像是三十多歲的人。素顏的她面容蒼白憔悴，細細的皺紋佈滿額頭和眼角，甚至臉上還長了斑。外公替她把脈，發現脈象細弱，沉而無力，又聽了心怡說自己的日常生活狀況，最終判定她是元氣虛弱，腎陰受損導致的提前衰老。

外公針對心怡的情況推薦她食用人參和何首烏。外公說人參是上好的補氣藥材，其美容養顏、延年益壽的作用相當好；而何首烏具有補肝益腎，益精血的功效，比較適合心怡。

心怡和媽媽聽從外公的建議，回家之後，媽媽給她做了何首烏粥和人參銀耳雞蛋湯。喝了一個月就漸漸地看出效果了，首先是氣色改善了，有了血色，然後就是臉上的斑變得不明顯了，皮膚也比從前水嫩了不少。媽媽堅持讓她繼續服用以徹底地調養身體，改善她現在的狀況。

【老中醫病理剖析】

作為女人，誰都恨不得自己一輩子膚如凝脂，可是年齡的增長卻是皮膚衰老不可逆轉的因素，對現代人來說，隨著生活節奏的加快，精神壓力大尤其會加速皮膚的衰老，所以，這就要求女性在生活中要注重保養，以延緩衰老。

像心怡那樣的女強人，壓力大造成氣血虛弱，腎陰損耗從而使皮膚老化是不可避免的，但並不是無藥可救。平時可以食用一些進補的食物，從飲食上進行補充和調理是比較可行的方法。

人參在美容養顏和補充元氣上的功效都相當不錯，自古就有「百草之王」的聲譽，是滋陰補身的佳品，現代營養學家認為其中含有的皂甙成分能夠促進肌膚的血液迴圈，為皮膚提供充足的營養物質，調節皮膚的水油平衡，從而防止皮膚乾燥、粗糙和鬆弛，而且，人參還能抑制黑色素，保持皮膚光滑潔白。何首烏含有維生素E，能夠防止皺紋再生，其抗氧化的作用可以袪斑除皺，延緩衰老。

人參的進補作用雖強，但是也不能隨便服用。一般適宜體質虛弱之人食用，而強健之人服用反而會造成身體不適，所以，要想發揮人參滋補養顏的功效，在服用時要遵醫囑。另外，服用人參後不宜飲茶。

中醫認為「脾為後天之本」。脾胃派代表人物李杲認為黃芪「益元氣而補三焦」，清代的黃宮繡稱黃芪為「補氣諸藥之最」。現代研究發現，黃芪不僅能擴張冠狀動脈，改善心肌供血，提高免疫功能，而且能夠延緩細胞衰老的進程。

經典食療

人參銀耳雞蛋湯

【食材】人參十克，乾銀耳二十克，雞蛋一個，蜂蜜適量。

【做法】將銀耳用溫水泡軟撕成小塊備用。雞蛋煮熟後去皮與銀耳、人參一起放入砂鍋中，加入適量清水文火煮兩個小時，放涼後加入適量蜂蜜調味即可食用。

何首烏粥

【食材】何首烏五十克，粳米一百克，紅棗六枚，白糖適量。

【做法】先將何首烏放入砂鍋中加水煎成濃汁，取汁與粳米、紅棗、白糖一起放入鍋中煮成粥即可食用。

十一、擊退眼周細紋

一個冬天過後，艷南發現自己眼周開始出現細紋。她上網一查，鋪天蓋地都是整型手術、消除眼周紋的護膚產品，為了安全起見，遲遲不敢有所行動。

【老中醫問診記】

因此，特地先詢問外公的意見，外公看艷南雖然膚色較白，卻呈黃色，皮膚呈現乾性，一副營養不良和缺水的樣子，外公詢問之後得知，艷南由於平時覺得自己比較白，正所謂「一白遮百醜」，所以就不太重視對皮膚的護理，沒想到現在才二十三歲就有這麼多眼周紋了。外公說她這種情況，補充肌膚營養，抗衰老很重要，否則，再晚一點還可能長斑，就更不好護理了。

外公建議艷南食用山藥魚膠田雞湯。外公說魚膠富含膠原蛋白，能夠恢復皮膚的彈性，田雞也有潤澤肌膚、補水、抗衰老的作用，山藥是補腎的佳品，可以從根本上抑制皮膚乾澀以及產生皺紋。但是，以後還是要注意保養，畢竟，過了二十歲，皮膚的代謝能力就會減弱，衰老會加速。

艷南聽從外公的建議，回家之後照外公的方子做湯來喝，喝了兩個月，艷南感覺自己的膚色變得正常了，不再是枯黃的，恢復了血色，而且，皮膚也不再乾燥了，漸漸有了彈性，眼周的細紋明顯減少變淺了。艷南真慶幸當初沒有做什麼手術，聽外公的話，不受一點皮肉之苦照樣能變得年輕白嫩！

【老中醫病理剖析】

乾燥的自然環境、快節奏的都市生活、繁重的工作和生活壓力以及眼部常年化妝的負擔使眼部這一肌膚中最脆弱的區域在肌膚老化的過程中首當其衝。中醫一般將肌膚衰老和產生皺紋看作是脾腎虛弱的表現。因為，脾主後天，脾虛，氣血就生化不足，直接影響皮膚的營養供給。

推薦艷南的食療中，山藥有滋腎健脾的功效，含有豐富的維生素和微量元素，能夠促進血液迴圈，延年益壽。魚膠以其富含的膠原蛋白而著稱。現代營養學家認為膠原蛋白是支撐人體肌膚的主要成分，但是，隨著年齡的增長，肌膚中的膠原蛋白會逐漸流失，造成肌膚乾枯，產生皺紋，尤其是眼部。田雞中的維生素E和硒能延緩機體的衰老，美容養顏。

此外，一定要將田雞煮得熟透了再吃，因為其中有寄生蟲卵，可能會傳染疾病。另外，外公說要想消除眼周細紋還可以多喝雞骨和雞皮湯，西醫認為其中的硫酸軟骨素能增加皮膚的彈性，並且讓肌膚保持潤滑細膩。蘑菇、木耳、豬肝、蘆薈、竹筍等的去皺除斑效果也很好。

經典食療

山藥魚膠田雞湯

【食材】魚膠三十克，田雞三百克，山藥二十克，料理米酒、鹽、雞精等各適量。

【做法】將魚膠用水泡軟後切成條，田雞除去內臟，洗淨，切成塊，將魚膠和田雞一起放入煲鍋中，加入適量清水，再加入山藥、米酒、鹽、雞精等，先用大火燒至沸騰，後改用文火燉一小時，即可享用。

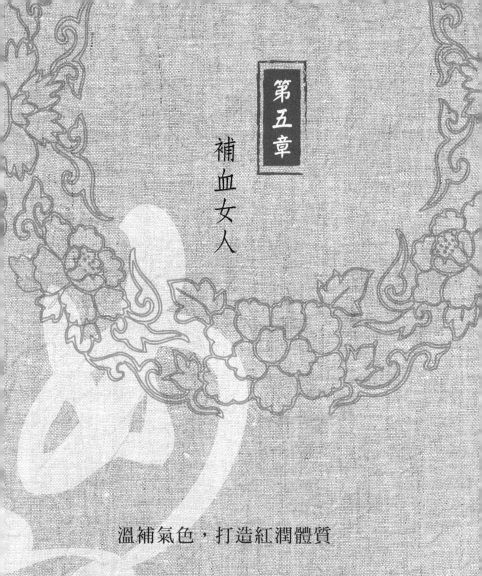

第五章 補血女人

溫補氣色，打造紅潤體質

中醫說「女子以肝為本」。由於「肝藏血，心行之」，而女子相較於男子血液流失更多，所以女子常有氣血不足之症。

現代社會，女性的工作壓力繁重，導致超負荷的心理壓力，進而造成心血不旺，長時間缺乏充沛的心血，便會造成肝氣鬱結，出現多夢驚悸、眼痛疲乏或者月經不調等症。

一、氣血兩虧

社會新鮮人曉蘭剛剛找到工作，應該是衝刺事業的好時機，可是最近總是感到身體倦怠，在公司時，注意力常常無法集中，而且感覺眼睛十分酸澀，一到經期就渾身酸痛，這些變化讓年輕的曉蘭不知所措。

老中醫：「這是典型的氣血兩虧。」

【老中醫問診記】

外公仔細觀察了曉蘭的眼睛，發現她眼袋明顯，還有嚴重的血絲，皮膚也十分粗糙。

外公又詢問她，梳頭的時候有沒有脫髮現象，疲憊的她點點頭，還說最近夜晚多夢，極容易被驚醒。外公為她把脈，發現脈象沉細，是典型的氣血兩虧的症狀。

外公向曉蘭細說了病症，並說情況並不算嚴重，大多數剛出社會工作的女孩子都會出現這種情況，主要是因為工作壓力大，平時不注意飲食，調理不當引起的。其實這種情況調理起來非常簡單，平時多注意運動，緩解壓力，再加上適當的飲食調理，很快就會好。

而後，外公推薦曉蘭常吃玫瑰香炒羊心這道菜。中醫認為，玫瑰疏肝解鬱，能有效緩解女性的工作壓力。而羊心含有豐富的維生素A、蛋白質、煙酸、鐵等人體所需的營養元素，有補心益血之效。

曉蘭聽了外公的建議，每天都服用這個方子，堅持了一個月。等她再次複診的時候，皮膚看起來光滑多了，眼睛幾乎沒有酸澀的症狀，晚上也睡得香沉。外公又囑咐，飲食調理是滋補的好方法，尤其是生理期前後要特別注意。

【老中醫病理剖析】

中醫說「女子以肝為本」。由於「肝藏血，心行之」，而女子相較於男子血液流失更多，所以女子常有氣血不足之症。

現代社會，女性的工作壓力繁重，導致超負荷的心理壓力，進而造成心血不旺。晚上十一點到凌晨三點是氣血流注肝膽經的時候，但很多女性晚上兩三點的時候還沒有休息，這也是導致女性血氣不足的原因之一。長時間缺乏充沛的心血，便會造成肝氣鬱結，出現多夢驚悸、眼痛疲乏或者月經不調等症。

《本草綱目拾遺》《藥性考》等很多古代醫典上都有記載，玫瑰花能夠疏肝解鬱，有「解鬱聖藥」之稱。女性壓力過大或者生理期前後情緒波動較大，可以食用玫瑰花做成的食品或者用玫瑰花直接泡茶喝，這不僅能夠有效緩解女性暴躁的情緒，常喝還能使女性臉色紅潤。而羊心性溫，味甘，主血脈，「以臟補臟」可以達到「同氣相求」之功效。玫瑰花與羊心同食，對心悸、失眠、目痛、皮膚粗糙有奇效。

外公還說，氣血兩虛的女性應多吃富含蛋白質、葉酸、維生素C、維生素B12的食物，如瘦肉、黑豆、豆腐、大豆、紅糖等，補充血氣。俗話說：「三分病七分情。」保持快樂的心情，也是調理氣血的良方。

經典食療

玫瑰香炒羊心

【食材】乾玫瑰花一百克，新鮮羊心三百克，蔥、薑、鹽各適量。

【做法】將準備好的乾玫瑰花用清水泡發，洗淨待用；蔥、薑切絲，將新鮮羊心洗淨切成薄片；先在熱油中放入羊心爆炒，待羊心變色後，再加入泡發的玫瑰花翻炒，一分鐘後放蔥、薑和鹽作調味用，起鍋後即可食用。

二、孕期貧血

晴晴懷孕四個月的時候，出現了嚴重的孕吐。剛開始的時候，只覺得孕吐是孕婦常見的症狀，一直也沒有放在心上，可是隨著時間的推移，她的孕吐不但更加嚴重了，而且還出現了胸悶，有時候心情稍一激動，還容易冒冷汗。

【老中醫問診記】

最近還時常眩暈，總是看不清東西。晴晴心裡害怕，便在先生的陪伴下找到了外公。

外公說，晴晴的症狀其實是中醫所說的「血虛」，也就是現代人常說的「貧血」。其實，像晴晴這樣的孕婦多不勝數，女子懷孕之後，或多或少都會出現貧血的症狀。沒有懷孕的女子也會因為種種原因而貧血，這其實與女子易失血的體質有關。只要保持心情舒暢，再加上合適的食療子，過一段時間這些症狀就會慢慢消失了。

外公強調，針對貧血的食療最重要的是補血、養心。他建議晴晴嘗試食用玉竹燉豬心這個方子。在中醫看來，豬心屬於「血肉有情之品」，而「諸血皆屬於心」。豬心富含豐富的鐵、磷、鈣和煙酸等營養物質。對提高心肌收縮力，增加心肌營養和強化身體的造血功能非常有效。所以，貧血的孕婦宜食用豬心，再輔以滋陰的玉竹可有效緩解貧血之症。而且在孕期，還應該注意營養均衡，多注意鍛鍊，這對胎兒也有好處。

晴晴聽了外公的話，每天堅持食用玉竹燉豬心，早上還在老公的陪伴下去公園散步。一個月之後，貧血的症狀明顯減輕了。胸悶、眩暈的情況大大減少。前幾天還來外公這裡複診，外公見晴晴恢復得很好，便囑咐她繼續堅持用這個食療方。

【老中醫病理剖析】

女性常因「後天失養」導致精血虧虛，進而影響胎兒的生長和誕生。對於女性妊娠期間的血虛之症，《婦人大全良方》《傅青主女科》等醫籍均有相關記載。《胎產心法》也曾有記載，女子身體羸弱，因血虛，「及兒將出，母已無力」。新的研究表明，妊娠期間嚴重貧血的女性，發生早產或難產的概率要比正常的準媽媽高。

其實，晴晴這種貧血的情況並不嚴重，只需要按照平時的食療子堅持食用就好。豬心，味甘性平，是補血的良品。中醫的歷史上，早有記載將豬心作為補血聖品與中藥一同煮食，以化解女子血虛之症。再加上豬心的蛋白質含量極其豐富，比豬肉多一倍有餘，而其脂肪的含量卻相對較少，孕婦可放心食用。

不僅如此，豬心還含有貧血孕婦所需的維生素、鐵、煙酸等物質，常食可有效補充心肌營養，減少孕婦因貧血引起的不適。而玉竹歸肺經與胃經，有滋陰生津、強心的功效。《四聲本草》曾記載，玉竹能「補中益氣」，提高孕婦的免疫力。

貧血的女性，平時的飲食中應多補充維生素C含量豐富的食品，如西蘭花、菠菜、柚子等。但是因為豬心含有較高的膽固醇，因此，外公強調，膽固醇較高的孕婦忌食豬心。

經典食療

玉竹燉豬心

【食材】玉竹兩百克，豬心一百克，調味料適量。

【做法】將玉竹切成節狀，用清水洗淨；取出豬心，放入清水中洗淨之後，切成片狀；先將玉竹放入煮沸的水中，十分鐘之後，再將切好的豬心放入，加入調味料，文火燉煮兩個小時，即可起鍋食用。

田欣經常感覺心神不寧，對什麼都提不起興趣，還易怒，愛發脾氣。平時上班的途中多跑兩步路，都要喘上半天，但田欣總認為這是小病，也沒放在心上。

三、氣虛發暈

【老中醫問診記】

最近，田欣明顯感覺病情似乎加重了，還出現暈眩和冒冷汗的現象，這才察覺出來不對。經人介紹，她找到了外公。外公聽完描述，又替她把了脈，發現脈象微細，十分虛弱。

外公斷定，她的病情是氣虛所致。中醫有言「勞則氣耗」。現代女性經常因為工作壓力大，生活不規律致使身體的免疫力下降。長期下來，大多數女性都會出現氣虛的症狀。女性氣虛多表現為心神不寧，失眠多夢、健忘、身體倦怠、暴躁易怒等。

一番話下來，田欣才鬆了一口氣。外公又說，其實，女性氣虛時，不必驚慌，可以通過簡單的食療子來調理。外公建議嘗試飲用蔥棗湯，並進一步解釋，蔥棗湯能夠有效地為女性調息寧氣，是安心神、益心氣的良方。大棗能補心養氣，常食不僅能夠促進元氣的再生和迴圈，更有美容養顏的功效，而蔥含有豐富的蛋白質和維生素，有寧心益氣之效。

一個月過去了，田欣的病情明顯減輕了。前幾天，她又來外公這裡複診，並稱現在還在堅持喝蔥棗湯。外公叮囑她，除了喝蔥棗湯調理之外，規律的飲食和起居也是調息寧氣的關鍵。尤其是生理期前後，一定要提供身體所需的營養，不可馬虎。

【老中醫病理剖析】

氣虛一直是困擾女性的一大難題。從醫學角度來看，女性氣虛的發病率要遠遠大於男性。從中醫來看，氣虛多是飲食不規律，睡眠不足，過度勞損所致，高速度運轉的身體得不到充足的休息，身體的元氣不能得到有效的再生和恢復，久而久之，便會出現氣虛之症。

日常的飲食調理是調氣益心的最好辦法。在中醫看來，多吃性溫的食品對氣虛的女性很有幫助。大棗味甘，性溫，含有豐富的黃酮－雙－葡萄糖甙A，有安神、降壓的作用，能夠疏肝解鬱，養氣安神，緩解女性因氣虛引起的躁鬱症和心神不寧等。唐代醫士孟詵也曾言：大棗有「補不足氣」之效，「肥中益氣第一」。而且大棗維生素含量多，如核黃素、維生素C、胡蘿蔔素、硫胺素等，能夠提高人體免疫力。蔥味辛，性溫，有解毒、通陽之效。

中醫典籍《食療本草》記載：「虛人患氣者，多食發氣。」此外，蔥還含有豐富的維生素和鈣質，能夠有效地擴張血管，促進體內的血液迴圈，進而緩解女性因氣虛導致的目眩、頭暈等症。

不僅如此，蔥還有殺菌作用，與薑熬湯食用，能夠祛寒散熱、治療感冒。

除了飲用蔥棗湯之外，平時，多食用枸杞和黃芪，也能夠使體內的元氣恢復。再者，蔥與蜂蜜相剋，不可同食。而且潰瘍患者也不可多食蔥，避免病情惡化。

經典食療

蔥棗湯

【食材】蔥白一百克，乾棗八十克。

【做法】用清水將蔥白洗乾淨，待用。紅棗泡發後用水清洗。在鍋中加入適量的清水，放入紅棗。煮沸後過半小時放入蔥白，用文火煮十分鐘即可起鍋。

一個月前的王女士，那時候的她神色倦怠，整個人看起來懶懶的，沒什麼精神。總覺得最近喘不過氣來，胸口悶悶的，偶爾還有刺痛的感覺，有時候坐的時間長了，剛一站起來，還會兩眼發黑，站都站不穩。

四、心臟供血不足

【老中醫問診記】

外公問，刺痛持續的時間長嗎？王女士搖搖頭，說一般也就是幾秒鐘吧。外公又問，平時休息怎麼樣？她說，有輕微的失眠，總是做夢，半夜裡感覺口渴。外公又看了看王女士的舌苔，發現她舌質淡、舌苔少。

外公告訴王女士，她的病症是因為心臟供血不足導致的。外公進一步解釋說，長期的飲食不合理或者壓力過大都會導致心臟供血不足。再加上女性易失血的體質，所以，相對於男性來說，女性更容易「傷心」。

外公對王女士說，其實她的病很常見，不需要擔心。平時多注意飲食調理，多補充有「造血」功能的食物，多吃火腿、香菇和羊心之類的食物。而後，他推薦王女士食用三絲羊心湯，羊心有補血益血的功效，常吃能強化心臟的造血功能。而多吃香菇，能夠補益強心，強身健體，至於火腿，也有生津益血，健胃醒脾的功效。

王女士根據外公的方子，回家試著喝了三個星期，前不久還來外公這裡，精神明顯好了很多。外公詢問她最近的情況，她說，胸悶和失眠基本上消失了，只是偶爾還會做夢。外公建議，雖然病情減輕了，但這個方子還要堅持使用。

【老中醫病理剖析】

心臟供血不足是現代女性常見的一種疾病，常給女性造成極大的身心困擾。很多女性都會出現心悸、失眠、胸悶等典型的心臟供血不足症狀。但這些早期症狀通常不會引起人們的關注。時間一長，它不但會給患者的生活和工作帶來嚴重的影響，更會使患者的身體機能遭到破壞，造成無法挽回的損傷。

女性心臟供血不足不能隨便吃藥，最好是通過日常飲食進行調理，如此才能提高心臟的造血能力，促進血液再生。心臟供血不足的女性應多吃溫補的食物，如羊心、雞蛋等。羊心歸心經，味甘，性溫。

《食療本草》記載，羊心能「補心」。根據現代營養學的研究，羊心含有豐富的維生素、鐵和蛋白質，能夠補心益血，緩解鬱症。而雞蛋富含卵磷脂、維生素A、維生素B_2以及鐵等營養元素，有滋陰潤燥、養顏補血的功效，營養價值高，適合血虛的女性食用。再輔以能夠促進人體血液迴圈的香菇和「益氣血」的火腿，能夠調血養心，有效改善女性心臟供血不足之症。

女性平時可以多吃一些維生素和礦物質含量豐富的食物，如燕麥、豆類、胡蘿蔔、木耳、大棗等，可以有效促進血液迴圈，增強心臟造血能力。

經典食療

三絲羊心湯

【食材】雞蛋兩個，乾香菇一百克，火腿一百克，新鮮羊心一個，食鹽、味精各適量。

【做法】將泡發的香菇、煮熟的雞蛋和火腿切成絲待用；取羊心切成薄片放在一邊；將適量清水倒入鍋中，煮沸後放入羊心，待其變色後，再加入切好的香菇絲、雞蛋絲和火腿絲，同時放入食鹽、味精等調味料。文火燉煮半小時即可食用。

五、青春期血虛

婷雯是一名高三的學生，繁重的課業壓力讓這個瘦小的女學生看起來臉色蒼白，虛弱無力。最近她一直感覺精神不濟，老師講課的時候，注意力不能集中，總是忘東忘西的。

【老中醫問診記】

外公問她月經是否正常，婷雯有點靦腆地點頭，月經確實不太規律，有時候一連兩個月不來，一來量很多。每次生理期過後，都會好幾天提不起精神。

外公說，婷雯這是血虛之症。一般進入高三的學生學習壓力都比較大，而這個時期的青少年正值發育階段，心血耗費大。時間一長，難免會對身體造成損傷，尤其是體質較弱的女生，更容易被血虛困擾。再者婷雯長期埋頭學習，不鍛鍊身體，身體抵抗力下降，進而導致氣血不足。

因此，外公建議婷雯從日常的飲食入手，徹底改善不規律的飲食習慣，經常吃一些補血養心的食物，增強心臟的造血能力。其實，簡單的棗仁燉玫瑰就可以有效地緩解婷雯的血虛之症。棗仁含有豐富的鐵、鈣，能夠促進人體內血液的再生，是女性非常理想的補血食材。而玫瑰有和血的功效，常吃不僅能夠行氣解鬱，促進血液的迴圈，更有養顏潤膚之效，是女子補養的佳品。

婷雯按照外公的方子，服用了幾個月的棗仁燉玫瑰。等她再次來外公這裡的時候，整個人明顯不一樣了，臉色紅潤了不少，聽課的效率也高了很多。她還說，月經慢慢變得正常了。外公囑咐她，以後還要堅持服用，長期的調理才能保證血氣運行通暢。

【老中醫病理剖析】

現代的女性對血虛並不關注。很多女性都認為眩暈、心悸、經期不規律是正常的生理現象，多休息就會好。但是，時間一長，很可能會使血虛之症加深，最終導致嚴重的心臟疾病。其實，血虛在初期的時候並不可怕，只需要多注意平時的飲食即可。對於血虛的患者來說，平日應該多吃易消化、滋補的補血食品。像外公所說的紅棗、玫瑰等都是相當有效的補血聖品。

中醫的歷史上，玫瑰入藥歷史悠久。中醫典籍《本草正義》曾有記載，玫瑰「和而不猛」，有「疏氣活血」之效。而現代研究也證明，玫瑰對調理女性月經不調等病症有奇效。而棗仁能夠寧心安神，養血益氣。中國也有不少關於棗仁的諺語，如「一日食三棗，郎中不用找」。從現代營養學來看，棗仁富含蛋白質、維生素等營養成分，能夠補充女性身體所需的各種營養。但外公建議，棗仁性偏熱，濕熱嚴重的女性不宜在經期多食，否則會出現胃脹、口渴等症。

養心益血的食品還有很多，如桑葚、丹參等。而且，血虛的女性最好不要貪食寒涼的食物，比如柿子、楊桃等，以免影響體內血液的運行。

經典食療

棗仁燉玫瑰

【食材】棗仁一百克，玫瑰五十克。

【做法】將棗仁和玫瑰洗淨，放在一邊待用。在鍋中倒入適量清水，煮沸後放入棗仁，大火燒煮十分鐘後，再將洗乾淨的玫瑰放入鍋中，文火燉煮，半小時後即可起鍋。

六、精神不振

文小菲今年三十三歲，由於從事廣告AE，所以非常注重自己的形象，經常花費高價購買進口保養品。但她臉部肌膚的狀況依然很糟糕，不僅皮膚鬆弛暗淡，而且還出現了細紋和色斑，再加上嚴重的黑眼圈和眼袋，看上去至少比實際年齡老了五歲。

【老中醫問診記】

最近，她正處於升職的關卡，本來打算好好衝刺一番，誰知道身體卻在這個節骨眼出了毛病，整個人無精打采不說，脾氣也越來越暴躁，經常為了一點小事就火冒三丈。

朋友聽她抱怨後，介紹她來找外公求助。剛一照面，外公就注意到她臉色黃白，無精打采的模樣，接下來，外公仔細詢問了她的症狀，又給她診了脈，並看了看舌苔。外公發現她舌胖、苔白，脈象沉緩且遲而無力，於是得出結論：她這是典型的氣虛之症。

外公說，像她這種工作壓力大，又經常久坐的職業女性，最容易出現氣虛之症。人一旦氣虛，就會中氣不足，精神不振，別說正常工作，就連說話都感覺費力。小菲連連稱是，連忙要求外公開藥方。

外公說，是藥三分毒，像她這種情況，完全沒必要吃藥，用食療的方子就可以達到很好的效果。接著，外公就向她推薦了白醋蒸蛋這道食療。外公說，這道食療製作簡單，最適合她這樣工作忙碌的職業女性，只要每日早晨食用一碗，連續食用半個月後，她的所有症狀都能得到改善。外公還讓她注意調整日常的飲食習慣，讓她多食用補氣的食物，少食用寒涼油膩之物。

文小菲將信將疑地按外公的建議開始了食療，一個月不到，她就驚喜地發現中氣不足的情況有所改善，精神狀態有所恢復。更讓人驚喜的是，她的皮膚狀況也得到了改善，膚色不再暗淡無光，氣色比以前好了許多。

【老中醫病理剖析】

中醫理論將人體的虛症做了分類，其中之一就是氣虛之症。氣虛者通常有較明顯的症狀，很好辨認，他們往往少氣懶言，精力不濟，體力不支，而且經常出虛汗。醫生診斷這類患者時，可見其脈虛弱、舌苔白等症狀。中醫認為氣虛者免疫力低下，屬於亞健康人群。

現代女性由於生理和心理的特徵，很容易出現氣虛的症狀。許多女性一聽說自己氣虛，就立即大補特補，或是上醫院找醫生開藥進補。其實，我們說養生，最重要的還是要在生活中調養自己的身體。因此，當女性朋友氣虛時，完全可以通過食療來改善相關症狀。外公說，上面所介紹的白醋蒸蛋雖然用料簡單，對改善氣虛症狀卻有奇效。另外，氣虛的女性朋友還可以多食用其他補氣的食材，如：花生、大棗、大豆、粳米、黃鱔等。

雖然氣虛症患者需要進補，但不能太著急，一定要慢慢地調理。而且，氣虛者由於對食材的寒熱比較敏感，所以進補時，一定要選擇性溫或偏溫且兼具補氣功效的食物，不宜食用性涼生冷、耗氣破氣之物，油膩或辛辣的食物也要儘量少吃。

生命在於運動，適當的運動對改善人的體質是非常有幫助的。因此氣虛的女性在調理飲食的同時，還應當適當地進行體能鍛鍊，以加強食療的效果。對久坐或久站的女性而言，適當的體能鍛鍊更是必不可少的強身健體之法。

經典食療

醋燉雞蛋

【食材】白醋兩克，雞蛋七十克左右。

【做法】將雞蛋在碗中打散再加入白醋，然後置於蒸鍋內蒸熟即可。食用時，還可加入蜂蜜調味。

七、產後氣虛

這一天，老中醫的診間裡來了位張女士，她的眼圈發黑，整個人顯得沒有精神。

老中醫：「這是典型的氣血兩虛之症。」

【老中醫問診記】

張女士不假思索地肯定了外公的看法，並告訴外公，自從生完孩子，她就沒好好睡過，不僅睡不好，還經常頭暈眼花，感覺渾身乏力。她以為這些症狀是因為帶小孩太累而導致的，所以也沒放在心上。可誰知，近來這些症狀越來越嚴重了，現在是連話都不想說，什麼都沒做也感覺非常疲憊。

經過診斷，外公發現張女士的脈弦弱，舌暗，苔白，是典型的氣血兩虛之症。

外公告訴張女士，因為女性在生產的過程中，容易出現大出血或其他危險情況，所以產後女性是氣血兩虛的高發人群。張女士這才恍然大悟，原來她的生產過程並不順利，不過產後母子平安，她也就把這事拋諸腦後了，現在聽外公一解釋，才知道所有的症狀都是因為生產留下的病根。

外公根據張女士的情況，給她開了益補氣血的方子，並建議她平時多吃些紅棗和龍眼，還教給她一道食療——人參湯圓。張女士覺得食療料理做起來麻煩，覺得喝藥就夠了。外公告訴她，中醫講究藥食同源，很多時候，食物的療效並不比藥物差。

而且，在中醫看來，脾是氣血之源，要想氣血充盈，合理的飲食是關鍵，而食療是調理飲食的重要方法之一。外公還告訴張女士，哺乳期是非常關鍵的時期，不僅影響到媽媽們的健康，還影響到寶寶們的成長，所以新媽媽們一定要注意這個時期的飲食，不要隨意食用油膩、生冷、辛辣之物，以免傷到脾胃。

張女士感到此次看診非常有收穫，學到很多知識，回家後就按照外公的方法進行治療和調養。服了一個療程的藥物後，張女士明顯感覺到症狀有所好轉，晚上睡得香，白天精神足，連之前母乳不足的情況也得到了改善，小寶寶也長得白白胖胖，非常健康。

【老中醫病理剖析】

氣血兩虛是指患者既有血虛的症狀，也有氣虛的症狀，而產後的女性特別容易出現氣血兩虛的症狀。眾所周知，對女性來說，氣血充盈是非常重要的。因為氣血不僅直接決定著女性的健康，而且會影響女性的氣色和精神面貌。氣血充盈的女性往往面色紅潤，精力充沛，而氣血兩虛的女性卻面色無光，少言懶語。

人體氣血兩虛時，往往會表現出明顯的症狀。要判斷自己是否存在氣血不足的情況，最簡單的方法就是查看指甲上的月牙。一般而言，氣血充足之人除小指外的其他八指上都會有月牙。如果你發現自己根本沒有月牙，或者只有大拇指上有，那就可以斷定自己氣血兩虛了。

大部分女性的氣血兩虛情況並不嚴重，通過食療就可以改善，所以，可以多吃些補氣血的食物，例如：紅棗和龍眼肉等，如果條件允許，還可以食用一些補氣血的藥膳，例如：人參湯圓、芝麻龍眼粥、黃芪人參粥等。

此外，女性朋友們最好每天堅持進行半小時的有氧運動，因為這樣不僅可以增強人體的免疫功能，還能增加人體的生血造血功能。現代職業女性，經常久坐或久站，很容易出現氣血不足的情況，更應該堅持每天運動，以防止氣血兩虛的情況出現。

繁忙的職場女性如果沒有時間和精力製作藥膳或運動，還可以在久坐一天之後，回到家用熱水泡腳。這種方法既經濟又簡單，不用高額的花費，也不佔用時間，邊做其他事情邊泡腳，輕輕鬆鬆就可以促進血液迴圈，改善女性的氣色。

經典食療

人參湯圓

【食材】糯米粉五百克，麵粉十五克，雞油三十克，白糖一百五十克，黑芝麻三十克，櫻桃蜜三十克，玫瑰蜜十五克，人參五克。

【做法】將人參切片後烘乾，再打成細粉，也可以直接到藥店購買現成的人參粉；將黑芝麻炒熟後搗碎；雞油熬熟，去渣備用；麵粉炒至黃色待用。將櫻桃蜜和玫瑰蜜摻在一起和成泥，再加入人參粉、白糖、雞油和炒麵粉做成心子。往糯米粉中加水，然後和勻揉成有黏性光滑的麵團。將糯米團分成差不多大小的劑子，再將劑子包上心子，做成湯圓。水燒開後將湯圓下鍋。待湯圓全部浮上水面後，再加熱幾分鐘即可起鍋食用。

八、炎夏脾胃問題

「天氣一熱，我就渾身不舒坦，睡也睡不好，吃也吃不好，還經常頭暈眼花，前天還突然拉起肚子來，拉得我腿都軟了。」

今年剛入夏，天氣就熱得不行，社區的楊阿姨身受其苦，遠遠就聽見她的抱怨。

【老中醫問診記】

每到夏天，就有許多人舉白旗投降，正因為天氣實在太熱了。這天楊阿姨剛好遇上了外出晨練的外公，就抓住機會求助老中醫。

外公給楊阿姨把了脈，又看了看舌苔，斷定她是天氣狀況引起的脾胃不和，血不養心，所以給楊阿姨介紹了一個食療的方子——小米棗仁粥。楊阿姨見外公連藥都沒開，便說道：「您還是開個藥方吧，喝碗粥哪管用啊。」

外公聽後，呵呵一笑，說道：「中醫向來講究藥食同源，您可別小看這粥，雖然用料簡單，功效卻非常不錯。這款粥的用料就兩樣：小米和酸棗仁。中醫認為黃色的食物對脾臟有好處，小米是黃色的，所以有和胃溫中的功效，對脾胃非常好。另外，小米還可以養心安神，增強小腸功能。而酸棗仁可以養肝斂汗，寧心安神，是中醫用來治療失眠的常用藥，催眠效果非常好。所以，這兩味食材加在一起熬成粥，不僅可以提高您晚上的睡眠品質，而且能夠溫養脾胃，讓您胃口大開，不信您可以試試。」

抱著試試看的態度，楊阿姨喝了一段時間的小米酸棗仁粥。之後，她驚喜地發現，之前的種種症狀果然得到了改善，精神也比以前足了。楊阿姨再次遇到外公時，熱情地拉住外公道謝：「多虧了您的介紹，不然這個夏天可難過嘍。喝了這個粥後，我胃口比之前好上不少，人也有精神多了，還參加了社區的老年廣場舞隊，過段時間要上電視比賽呢！」

【老中醫病理剖析】

人們常說的苦夏，就是指人體因夏季氣溫過高而表現出來的一系列症狀，比如：精神不濟、身體乏力、食慾下降等。

傳統中醫認為，「夏屬火，其性熱，通於心，主長養，暑邪當令」。所以，在夏季，同在五行屬火的心臟很容易受到暑邪的侵襲，從而使人體出現頭昏、心悸等心神不寧之症。夏季天氣炎熱，人體會排泄出大量的汗液，而「汗為心之液」，汗液的大量流失必然會造成心臟的陰液過少，從而導致心陰虛的出現，因此，在夏季調養心臟是非常有必要的。

通常，我們將夏季的最後一個月稱為長夏。長夏是一年中最為潮濕的季節，人體容易受濕邪所侵。中醫認為，脾臟喜燥而惡濕，天氣過於潮濕時，脾臟功能往往會受到影響，這就是為什麼許多人一到長夏時節就食慾不振的原因。除了食慾下降外，脾胃較虛弱者還可能出現脘腹脹滿、大便稀溏等症狀。

夏季雖然難熬，但大家可以通過調整飲食來緩解由天氣帶來的種種不良症狀。像苦瓜、百合等苦味食物，以及山楂、番茄等酸味食物就是苦夏之人的必備「利器」。現代科學證明，苦味的食物往往富含生物鹼類物質，可以舒張血管，促進血液迴圈，對心臟非常有益。中醫也認為，五味入五臟，而苦味與心臟相對，苦味的食物是養心的好選擇。而酸味的食物因為具有生津和斂汗的功效，所以特別適宜在夏季食用。

總而言之，夏季雖然炎熱，但只要合理調整飲食，科學搭配食物，注重養心健脾，輕鬆地度過夏天也不是一件難事。

經典食療

小米棗仁粥

【食材】蜂蜜四十克，酸棗仁十五克，小米一百克。

【做法】將酸棗仁煎水備用，小米洗淨後，加入酸棗仁水煮成粥。

九、畏寒失眠

陳女士今年五十六歲，是位退休的教師，雖然還是秋天，卻已經裹上了厚厚的棉衣。由於她非常怕冷，經常手腳發涼，而且時不時覺得心慌氣短，人也沒什麼精神，總是覺得累，晚上經常失眠。

【老中醫問診記】

經過診斷，外公斷定陳女士的這些症狀都是由心氣虛所引起的。外公告訴陳女士，心臟是運送血液的主要器官，一旦心氣虧虛，就會導致血液運行不暢，同時不能養神，所以心氣虛的患者常常表現出氣短、心悸或失眠的症狀。而且，一旦身體過於勞累，症狀還會加重。

陳女士連連稱是，並要求外公給她開藥方。外公告訴她，中醫治療心氣虛往往從脾胃入手。陳女士表示不理解：「您不是說我心氣虛嗎？怎麼治脾胃啊？這是不是差得有點遠了？」外公解釋說，在中醫看來，脾胃是血氣之源，只有脾胃強健了，才能給人體提供充足的氣血。而人體的氣血一充盈，心氣虛自然不藥而愈了。

聽完，陳女士說道：「我女兒前段時間給我帶了些冬蟲夏草，我現在正好心氣虛，可以吃些補一補嗎？」外公告訴她，像她這種情況，最好先不要吃冬蟲夏草這種補益效果較強的食物，因為體質過弱，吃了這些食物可能出現虛不受補的情況，非但不能補益身體，反倒加重身體的負擔。

外公還告訴陳女士，在進補之前，她最好先滋養脾胃，等脾胃功能強健之後，再多食用一些補氣溫陽的食物，比如：羊肉、大棗、黃鱔、鯽魚等。之後，她可以根據實際情況，將冬蟲夏草加入粥或湯中食用，這樣一來，心氣虛的症狀改善了，又不會帶來其他副作用。外公說，食療都很簡單，補脾胃可以用金沙玉米粥，補氣可以吃參苓雞蛋羹或者人參蓮肉補氣湯。

陳女士回家後，按外公的建議，開始從飲食著手補養身體。一段時間後，她的身體狀況有了很大的改善，逢人就說外公連湯藥都不用，僅憑幾個食療就可以治病救人，簡直是華佗再世。

【老中醫病理剖析】

人體在元氣不足時，會表現出一系列的病理變化，中醫將這些變化統稱為氣虛。而氣虛又可以分為腎氣虛、脾胃氣虛、肺氣虛和心氣虛。心氣虛的患者通常會表現出舌淡苔白、失眠、心悸、容易疲倦等症狀。體質先天不足、年老體衰或是久病不愈等情況都會導致心氣虛的症狀出現。

陳女士的情況就屬於由於年老體衰所引起的心氣虛。中醫中有臟氣這一概念，所謂臟氣，即指人體各臟器活動的能力。一旦人體的哪個臟器出現臟氣不足，其功能必將受到影響。心氣與心臟相對應，一旦心氣不足，人體的心血管系統功能就會下降，接著就會出現心氣虛的種種症狀。

很多人一聽自己虛了，就忙著進補，什麼東西名貴就吃什麼。實際上，名貴的中草藥和補品並不適合心氣虛的患者。對他們來說，要想改善心氣虛的症狀，日常的飲食調養才是最重要的。心氣虛者應以清淡的食物為主，多吃新鮮的蔬菜和水果，最好不要食用生冷或辛辣的食物。

傳統中醫的最大特色就是利用藥膳來給人治病。傳統中醫講究藥食同源，主張將食物與藥物有機結合，來改善人體的種種病理表現。因此，在治療心氣虛時，我們也可以採用這種方法。糯米山藥粥、參苓雞蛋羹等都是用來改善心氣虛的常見藥膳，大家可以酌情選用。

心氣虛的病人除了要注意日常飲食，還要關注季節的變化，尤其要注意夏季的保健工作。由於夏季炎熱，人體在夏季時會排出許多汗液。中醫認為，出汗過多會傷到心陽，因此心氣虛者在夏季時，要避免體液的過多流失，否則就會導致病情加重，出現心陽虛。

經典食療

參苓雞蛋羹

【食材】雞蛋兩個，酸棗仁十克，生薑三片，茯苓三十克，人參十克。

【做法】茯苓磨成粉，生薑和人參切成片備用。酸棗仁、生薑和人參加清水煎煮，二十分鐘後，去除渣取汁備用。在煮好的湯汁中加入茯苓，再打入雞蛋，煮開後食用。

麗麗是位時尚的白領，雖然本身並不胖，但她還是希望身材能更苗條一些。

為此，她從網上找了許多資料，經過一番比較，她採用了時下風靡的水果減肥法，將一日三餐改為一日兩餐，晚餐只吃水果和蔬菜。

十、血虛失眠

【老中醫問診記】

堅持了一段時間後，麗麗果然如願以償地減掉了幾千克體重，她非常得意。然而她沒高興上幾天，身體就出了狀況，她開始失眠，明明累得半死，躺在床上卻怎麼也睡不著，就算睡著了也是一直做夢。無奈之下，麗麗找到外公求助。

外公給麗麗把了脈，又看了看舌苔，覺得她有心血虛的情況。外公見麗麗這麼年輕，覺得無緣無故出現心血虛的概率不大，就詢問她飲食情況怎麼樣，有沒有刻意節食。麗麗得意地告訴外公，她的確是在減肥，而且效果特別棒。她還強調，為了減肥，她很少吃葷，總是吃蔬菜水果等低熱量的食物。

誰知外公聽後並不贊同她的飲食習慣，並告訴她，她之所以失眠，就是因為她在節食減肥。

麗麗感到不可思議，節食怎麼會導致失眠呢？外公解釋說，人體的重要臟器都離不開氣血津液的滋養，而氣血津液都是由食物轉化而來的。所以，如果人體長期處於饑餓狀態，就沒有足夠的食物轉化成氣血津液，久而久之，人體就會出現血虛的症狀，而失眠多夢就是血虛的症狀之一。

外公建議麗麗趕緊停止節食，並告訴她肉食含有多種人體必需的營養物質，長期不吃肉食不僅會導致人體營養不良，而且會使人體缺乏必要的微量元素，因此日常飲食一定要做到葷素搭配。同時，外公還建議，如果女性朋友想保持苗條的身材，最好選擇有氧運動這種健康的方式。

麗麗聽完外公的解釋後，真是嚇了一跳，完全沒想到節食會帶來這麼嚴重的後果。看完診後，她立即恢復了正常的飲食，並每天堅持運動。幾個月過去後，她發現，雖然吃得比以前多了，但體重並沒有增加，而且身體比之前健康，人也有精神多了。

【老中醫病理剖析】

古人常說「少寐乃老年人之大患」，意思是指，老年人因為年老體衰容易出現失眠的症狀。然而，隨著社會節奏越來越快，失眠早就不是老年人的「專利品」了，越來越多的年輕人加入了失眠的行列。中醫認為，年輕人之所以失眠，很大程度上是因為生活習慣不科學。

現在的年輕人為了拼事業，吃飯不按時，經常熬夜，久而久之各種毛病就出現了，而心血虛就是最常見的一種。心血虛是指人體出現心血不足的情況，常表現出失眠、多夢、心悸等症狀。

人體血不足，心臟得不到足夠的血液供養，就會出現心悸不寧，神不守舍的症狀，血虛者常失眠多夢。

因此，治療由心血虛引起的失眠，關鍵是改善生活習慣，尤其是飲食習慣。傳統中醫認為，血液中的主要成分大多是由脾胃化生而成的。《證治準繩》寫道：「脾胃者，氣血之父也。」由此可見，脾胃在保證人體血液充足方面起著多麼重要的作用。

心血虛患者除了要養成良好的飲食習慣，還可以多吃一些滋補氣血的食物，如，龍眼。龍眼又被稱為「圓眼」或「荔枝奴」，曬乾後叫作龍眼或龍眼乾。中醫認為，龍眼具有補氣血、安心神以及補益脾和心的功效，是特別適宜心血虛者食用的食物之一。

龍眼的食用方法多樣，可以直接食用，也可以煎水服用，還可以製成果醬或膏劑食用。在食療中經常用到龍眼，像龍眼雞就是其中之一。這道料理在加入龍眼之後，不僅口味更佳，而且具有補氣益血的功效，是一道補而不燥的護心良方。

經典食療

龍眼雞

【食材】童子雞一隻，龍眼肉兩百五十克，白醬油兩百五十克，鹽適量。

【做法】將雞的內臟和雞爪尖除去後，用水洗淨，置入開水中汆燙，再次洗淨後待用。加水後將雞煮至八成熟，接著加入鹽、白醬油和龍眼肉，之後再用文火燉煮，半個小時左右即可食用。

十一、暑氣積熱

「醫生，請您幫幫我們家孩子！」五月份的時候，老中醫的診所外有位焦急的女士，不時張望著，一見到人影就大聲呼叫，嚇到了正在一旁等待的患者。

【老中醫問診記】

外公連忙招呼張女士，讓她不要著急慢慢說。張女士告訴外公，生病的不是她本人，是她的女兒雯雯。

張女士說，雯雯今年讀高三，再過幾個月就參加高考了，因為一直是個品學兼優的學生，所以大家都非常看好她。然而就在這個關鍵時期，雯雯的身體卻出了狀況：頭痛、頭暈、晚上噩夢連連，白天精神不濟。外公考慮到雯雯是即將參加高考的學生，首先懷疑是不是心理因素導致這些症狀的出現，所以跟雯雯聊了會兒。之後，外公發現，雯雯雖然有些許緊張，但心態還算平和。而且，雯雯的家人對高考也比較看得開，沒有給孩子施加過多的壓力。

排除了心理因素之後，外公又詢問了雯雯的月經情況。雯雯說她以前就有貧血的症狀，月經量一直偏少，尤其是學習緊張的時候，月經來得非常不暢，經常痛經。外公還瞭解到雯雯是本市重點高中的學生，學校的學習生活非常緊張，上完課之後，回到家還有許多的作業，經常要做到深夜，第二天一大清早還要起床去上早自習。外公又察看了雯雯的舌苔和脈象，確定雯雯是心氣血雙虛之症。

外公告訴張女士，雯雯本就體質偏弱，再加上入夏以來，天氣越來越炎熱，所以出現了心氣血雙虛的情況。高考的臨近導致孩子壓力驟增，最終導致了上述種種症狀。張女士聽外公說完就急了，「這可怎麼辦啊，馬上就要高考了，這會不會影響孩子考試啊？」

外公讓張女士放心，說雯雯的情況並不嚴重，用湯藥調理一番就可以了，於是，他推薦了蓮子棗仁龍眼湯這道食療。外公說，在這道湯中，蓮子可以清心健脾，龍眼有補養氣血之功，而酸棗仁具有安神養肝的功效，這三種食物做成藥膳後，可以連湯帶渣一起吃掉，一點兒都不浪費，而且治療失眠的效果非常好。

張女士把外公的話放在了心上，看完診後，她除了讓女兒服用湯藥，還天天給女兒熬湯喝。不到一個月，雯雯的睡眠品質就得到了很大的改善，晚上睡得香，白天上課也比較有精神了。

【老中醫病理剖析】

現在學生的功課負擔越來越重，壓力也越來越大，很容易出現氣血不足之症。而且，大型的升學考試都是在夏季舉行，夏季屬火，直接影響到心臟和脾胃的功能。心理因素再加上季節因素，許多學生一臨近考試，就出現一系列的症狀：失眠、食慾減退、心悸或是心煩意亂。

從中醫的角度來看，夏季的確是個非常難熬的季節，天氣酷熱，給心臟和脾胃帶來許多負面的影響。學生的學習壓力大，夏季對他們來說，是個更加嚴峻的挑戰。所以，家長們可以採取些措施，幫助他們輕鬆度過夏季。

根據中醫理論，家長們可以從養心和健脾兩方面著手，具體來說，可以遵循下面三個原則。

首先，無論孩子學習多忙，家長一定要督促他們睡好午覺。中醫認為，中午十一點至下午一點是心經運行的時間，在這個時段睡覺可以起到養護心臟的功效，而且可以讓孩子有充足的精力應對下午的學習。

其次，要引導孩子多運動。生命在於運動，適當的運動不僅能強健體魄，而且有利於緩解學習帶來的壓力。但是，在夏天，孩子為了貪圖涼快，總是喜歡躲在空調房內，不願意到外面去活動。待在涼爽的空調房中當然舒適，但吹多了空調容易傷身。所以，家長們應當督促孩子多出門運動。當然，因為夏季氣溫高，所以最好別選在烈日當空的時候進行劇烈運動。

第三，要注意調整飲食。父母們覺得孩子學習辛苦，總想著給他們進補，每次總給他們準備些大魚大肉的菜色。

實際上，這些油膩的食物並不適合在夏季食用，吃多了非但起不到進補的效果，反倒可能傷到脾胃。夏季氣溫高，孩子們又喜歡打打鬧鬧，經常鬧得滿身大汗而不自知。而汗液排出過多往往會導致心陰損耗過多的情況出現，因此，家長可以經常準備些湯水或淡鹽水給孩子，讓他們及時補充損耗的心陰。

另外，夏天相對比較潮濕，人體體內容易堆積濕熱，家長可以讓孩子多喝些清火祛濕的涼茶，來趕走體內的濕熱，保持身體的健康。

經典食療

蓮子棗仁龍眼湯

【食材】酸棗仁九克，龍眼肉十個，蓮子（去芯）二十個，冰糖適量。

【做法】先將所有食材洗淨，然後加水用武火熬煮。熬沸後，用文火再煮一段時間。時間的長短沒有硬性規定，可根據個人情況而定。食用時，可加入適量的冰糖調味。

十二、低血壓暈眩

芳華今年二十四歲，是剛從學校畢業的大學生，在工作崗位上忙碌了三個多月。因為平時忙，經常沒有時間吃飯，結果一天早上上班的時候在辦公室昏倒了，還出動救護車緊急送往鄰近診所。

【老中醫問診記】

外公看到芳華臉色蒼白，呼吸略有困難，便詢問她的身體狀況。得知她經常不吃飯，多次感到眩暈，甚至常常感到疲憊不堪，外公表示她可能是患有低血壓。

芳華很不理解，血壓高不是危害身體嗎？低血壓怎麼也會出現這樣的狀況呢？外公解釋道，人體的血壓應當保持在一個正常的範圍內，血壓過低經常出現在年輕女性當中，尤其是工作繁忙的女強人，由於經常節食或是沒有按時吃飯，導致身體氣血不足，過於虛弱，就會患上低血壓。低血壓會導致頭昏疲勞，經常消化不良，時間一長腦血管得不到及時的血液補充，將使記憶力、注意力等下降，降低工作效率，甚至導致腦血管疾病，還會常常感到頭痛，提早衰老。

外公推薦芳華多吃一些能夠補氣血，幫助增強體內陽氣的食物，像馬鈴薯枸杞牛肉湯與羊肝羹。芳華在外公的建議之下精心調養，吃了幾週的牛肉湯和羊肝羹以後身體得到明顯改善，臉色紅潤，精神很好，再也沒有出現過眩暈的情況。

外公囑咐芳華，以後要多喝這兩種湯，溫補自己的身體。

【老中醫病理剖析】

與高血壓不同，年輕女性與老年人一樣深受低血壓的困擾。因為不瞭解所以大多對此並不在意。其實低血壓的危害很大，低血壓患者常常表現為眩暈乏力，在外的時候就有昏倒或者摔倒的危險，不少人因此骨折。低血壓嚴重的人因為身體虛弱甚至會臥床不起。

對於女性而言，低血壓一般是因為體內氣血不足，脾腎較為虛弱，缺乏一定的陽氣所致。應該溫補氣血，調理脾腎，在日常飲食中也應該多偏重於這一方面，多吃一些像牛肉、羊肉、狗肉、韭菜、雞蛋、紅棗、龍眼等有一定熱量的溫補之物。

還可以適當地多吃一些鹽、牛肉、枸杞、羊肝等。因為鹽有利於升高血壓，牛肉能夠補充氣血，溫補脾胃，枸杞和羊肝也有補血益氣的功效，對於體虛血弱導致的身體瘦弱有很好的效果。另外生薑也有幫助健胃補身的功效。

經典食療

馬鈴薯枸杞牛肉湯

【食材】牛肉兩百五十克，胡蘿蔔半根，馬鈴薯一個，枸杞三十克。玉米澱粉、番茄醬、鹽各適量，另有少量山楂與薑。

【做法】將牛肉洗淨後切塊、涮過。把胡蘿蔔、馬鈴薯削皮後切塊備用。將炒鍋預熱後，放入處理好的牛肉翻炒，直到變色。之後將枸杞、胡蘿蔔馬鈴薯塊、番茄醬加進去一起翻炒，最後加水，用較大的火煮，水煮開以後，調至小火，燉一個半小時之後用澱粉勾芡，最後根據個人口味加鹽調味即可食用。

羊肝羹

【食材】羊肝兩百五十克，雞蛋七十五克，菠菜一百克，鹽、蔥薑、醬油各適量。

【做法】把羊肝處理好洗乾淨之後切成片。蔥、薑剁碎，將菠菜洗乾淨斷成段。鍋中倒入適量油，加熱後把處理好的羊肝與蔥、薑放進去煸炒，再加上準備好的羊湯一起煮，最後把羊肝煮爛。此時將菠菜和雞蛋打到鍋中，一起再煮，直至其熟透，根據個人口味加鹽調味後即可食用。

十三、腎虛發冷

夢雨發現自己在辦公室一吹空調就會受涼，有時溫度一低就會發寒。而且她的眼瞼浮腫，黑眼圈十分明顯，整個人顯得非常蒼白虛弱，一度還嚇到同事。

【老中醫問診記】

夢雨說，自己不但比別人更容易感覺到寒冷，容易受涼，而且早上起床或者是久站久坐時經常會覺得四肢浮腫，面色無光，很不精神。外公說夢雨應該是有些腎虛的症狀。

因為腎主水，當女性腎虛的時候首先就會體現在臉上，因為眼瞼部位的水腫非常容易被發現，還會伴隨著嚴重的黑眼圈與面色無光。這些是因為腎虛使得血液迴圈不通暢，才會產生一些不太健康的異常表現。此時有些女性還會發現自己經常發冷，就像是夢雨的情況，在溫度過低時容易受涼，這就是腎陽虛。

外公建議夢雨多吃一些補腎氣的食物，使身體內有充足的「陽氣」，像是豬腰與泥鰍。外公推薦的就是豬腰湯與泥鰍燉豆腐，做法簡單對症，可以經常食用。夢雨一開始還不太習慣，因為自己並不經常吃這些食物，但是外公為她解釋了腎虛對於女性的危害性。

有些女性不常吃能夠補陽氣的食物，覺得腎虛對女性的危害不大，其實腎虛不僅僅會造成氣色不佳，更是身體的健康殺手，體虛氣弱會造成水腫畏寒，嚴重者會有腰痛、耳聾甚至是不孕的症狀。夢雨知道以後很重視，隔一兩天就會吃一次這兩道菜，堅持一段時間後，她的身體有了一定改善，在辦公室再也不會因為空調的問題受涼了，整個人看起來都有精神了。

【老中醫病理剖析】

我們常指的腎虛就是中醫所說的腎臟精氣不足。中醫講究陰陽調和，常見的腎虛之症分為陰腎虛與陽腎虛。其中陽腎虛就是夢雨所表現的症狀，腰痠背痛、四肢發冷、水腫畏寒，這些都是因為身體裡有太多的「寒氣」，「陽氣」不足。

有的女性認為腎虛對於女性的危害並不如男性那麼嚴重，其實不然。女性經常會發現陽腎虛，嚴重者頭昏耳鳴，甚至導致耳聾，造成不孕也是有可能的。所以重視補腎很重要，陽腎虛患者應當吃溫補陽氣之物。

豬腰湯中，豬腰子性味甘平，略鹹，主要入腎經，正是專門的補腎佳品，能夠補腎益氣。豬腰子可以幫補腎氣，消除體內積聚的廢物，疏通膀胱防治消渴症。因為腎虛而導致的腰痠、水腫等，均可以多吃豬腰子來改善。

而泥鰍豆腐湯中，泥鰍也是味甘性平，能夠補中益氣的溫補食品，《本草綱目》記載，泥鰍可以祛除身體內的邪濕寒氣，使身體溫暖。泥鰍有一定的壯陽功效，這是因為它能夠養腎生精。不僅如此，它還能祛除體內毒素，改善體內環境，保護肝臟，防治消渴，這對於女性美容養顏、消除水腫黑眼圈都很有效果。

除此之外，吃一些生薑、狗肉、牛羊肉等也能夠補中益氣，增強血氣，但是對於補腎還是要首選豬腰、泥鰍這兩種食物，它們相對溫平，即使是比較虛弱的女性，也不會產生不受補的情況。

經典食療

豬腰湯

【食材】豬腰兩個，杜仲一百克，核桃肉一百克。

【做法】將豬腰與杜仲、核桃肉一起洗乾淨，放在鍋裡，加入一定量的清水之後，用大火煮沸，之後改小火燜煮約兩小時，根據個人口味放鹽調味即可食用。

泥鰍燉豆腐

【食材】泥鰍三百克，豆腐兩百克，黃酒二十克，乾辣椒、薑、鹽各適量。

【做法】將買回來的泥鰍在清水中養兩至三天，勤換水使其將體內泥沙雜質排光。之後撈出泥鰍，將其用攝氏八十度左右的水燙一下以去除黏液，但是不要用沸水，以免將其表皮燙破。將一塊豆腐切為長方形的小塊，之後在高湯中將準備好的泥鰍與豆腐一起煮。

將適合個人口味的辣椒與薑、鹽一起放進湯中同煮。然後轉為小火燉幾小時。最後在泥鰍豆腐湯中放入一點香蔥，使得味道更加濃郁鮮香。此時就可以食用了。

十四、四肢發冷

秋天到了，天氣驟涼，小麗感覺到自己又開始手腳發冷，這種情況已經持續了好幾年了。

老中醫：「這是由於氣血不足。」

【老中醫問診記】

小麗聽朋友說，手腳發涼可能會有很嚴重的後果，不能忽視，所以趕緊尋求協助。

外公看到小麗面色有些萎靡，皮膚乾燥，手心濕冷有汗。小麗說，自己一到天氣變涼的秋冬就會出現這種狀況，還會感覺每天都很疲憊，經常嗜睡。有時開會中精神就不集中了。不僅怕冷畏寒，而且經常會產生心悸的狀況，還會喘不上氣。

外公考慮了一下，認為她應該是氣血不足，這是女性常見的一種情況，多在天氣寒冷的時候顯現出來。此時應該吃一些能夠補氣益血的食物來改善身體的虛弱狀況。外公為她推薦了兩款與生薑有關的食療，因為生薑是辛辣的健胃食材，不僅能驅寒，還能幫助消化吸收，為身體增補營養。

這兩種湯就是當歸生薑羊肉湯和生薑甜梨湯，小麗在平時就以生薑甜梨湯替代飲料，味道很好而且讓身體暖暖的，而且她每隔幾天就會燉一次當歸生薑羊肉湯。

堅持了一個月左右，即使已經是深秋了，她也沒有再出現四肢發冷、出虛汗的情況，更是感覺自己身體好了，有了血色，有了精神。

【老中醫病理剖析】

氣血不足在中醫上分為氣虛與血虛兩方面。外公解釋，現代很多女性都會產生氣血不足的情形，但是普遍沒有得到重視。

冬季天氣寒冷，有些人常常會感到四肢冰冷麻木，有時候出冷汗，這就是氣血不足的表現，時間一長不加以調理，會使身體虛弱，內臟功能減退，甚至過早衰老。氣虛常表現為身體怕冷、出虛汗、頭暈耳鳴、精神不濟、時常心悸等，血虛則更多地表現為面色萎靡發黃、皮膚頭髮無光澤、四肢麻木、失眠健忘、精神不集中等。女性更多的是出現血虛之症，此時可以服用生薑之類的活血之物。

生薑味芳香，辛辣健胃，能夠幫助身體溫暖興奮，促進排汗，還能適當地補氣益血。當感冒發冷或者是遭受寒冷環境的侵襲時，就可以服用生薑飲食，加快體內的血液流動，使得身體變得溫暖，寒氣被帶走，利於解決四肢發冷受寒的狀況，避免產生血虛。

經典食療

當歸生薑羊肉湯

【食材】羊肉兩百克，生薑與當歸各十五克，鹽與胡椒粉各適量。

【做法】先把食材準備好，羊肉洗乾淨之後切成小塊，生薑切成厚片，放在一邊。在砂鍋中放入準備好的當歸、生薑與羊肉，加入適量的清水之後，用大火燒開，水沸以後將浮沫撇出，之後將火調成中火，接著燉煮一小時左右，待羊肉煮熟煮爛。此時加入適合口味的鹽與胡椒粉，調味之後就可以關火等待食用。

生薑甜梨湯

【食材】鴨梨兩個，生薑十克，花椒、白糖、蜂蜜各適量。

【做法】將鴨梨的皮去掉，切成大小一致的瓣狀。把生薑同樣去皮，切成較為細薄的片狀，在清水中熬煮，煮成薑水。之後在鴨梨中放上適量花椒，加入生薑水中一起煮，最後根據個人口味加入適量的白糖與蜂蜜，一直煮到鴨梨看起來半透明，放涼之後就可以食用了。

第六章 順暢女人

遠離婦科，解決經期困擾

令很多女性深受困擾的白帶異常，屬於中醫中的「帶下之症」，這是因為女性身體內的肝脾不調、腎氣不足，之後被濕熱邪侵，導致任脈、帶脈不固，就像是偏離了原本的道路，自然會導致身體出現問題。

一、白帶異常

明敏是一個二十多歲的女孩，這幾個月一直很煩躁，對自己的身體憂心忡忡。原因是她白帶異常已經有一段時間了，下體經常感覺到濕濕的，即使打理得再勤快也不見好，這讓她又羞澀又氣惱，同時也很擔憂。

【老中醫問診記】

明敏經常感到疲倦發冷，小腹摸起來總是涼涼的，於是求助外公。聽了明敏的描述，外公先是嚴肅地跟她解釋，絕對不能因為自己覺得「羞於啟齒」，就延誤了治療。婦科病症對於女性而言十分常見，很多女性深受其擾但是並未及時就診，導致病情越發嚴重。

聽了外公的話，明敏也很後悔，她說自己現在的情況確實比之前嚴重了很多，經常腹脹腹瀉，面色發白沒精神，嚴重影響了自己的正常生活。外公觀察後發現她舌苔厚白，脈象緩而且弱，認為她是肝脾不和、腎氣不足引起的帶下病。

外公給明敏推薦了山藥粥與山藥薏米芡實粥兩款食療，認為這兩款食療對她的症狀都很有益，因為山藥與薏米都是健脾利濕、溫養腎氣的食物。明敏在吃了一陣子這兩種粥之後也覺得自己情況改善，明顯感覺自己有了「氣」，不僅整個人有精神了，連困擾多時的「難言之隱」也煙消雲散了。

【老中醫病理剖析】

令很多女性深受困擾的白帶異常，屬於中醫中的「帶下之症」，這是因為女性身體內的肝脾不調、腎氣不足，之後被濕熱邪侵，導致任脈、帶脈不固，就像是偏離了原本的道路，自然會導致身體出現問題。

肝脾虛弱產生的脾虛濕盛之症、邪濕內侵的濕熱下注之症，還有腎精不固的腎氣不足之症，都是出於下元有虧所致。

出現這些症狀的時候，就要吃一些有利於肝脾、幫補腎臟、排毒利濕的食物。其中，山藥因為營養豐富且能滋陰補腎而成為一個不錯的選擇。當女性白帶過多或者尿頻尿急的時候，都可以吃一些山藥，因為它能夠使身體強健，還能防治腎氣虧損。而且山藥還對脾臟有益，能夠清熱利濕，可以解決脾虛導致的白帶、泄瀉、水腫等。

薏米不僅是常見的食物，還是一味中藥，也有著幫補脾臟、去濕利尿、清熱排膿的功效，對於白帶過多的女性有一定的針對性。

女性遇到這類婦科疾病時，一定不要因為不好意思而隱瞞不重視，應當及時諮詢就診。即使是沒有病症，平時多吃這些滋陰補腎的食物也是有好處的。

山藥粥

【食材】山藥一百克，粳米兩百克，適量紅糖。

【做法】將山藥收拾乾淨切成小片，把粳米洗乾淨，一起放到鍋中煮成粥，一直煮到熟爛為止，最後根據個人口味加入一定量的紅糖進行調味。如果沒有鮮山藥，使用山藥粉也可以，加冷水熬煮，並且在熬煮加熱時一直攪拌，以防止山藥粉結塊沉澱。

山藥薏米芡實粥

【食材】大米一百克，芡實、薏米各五十克，山藥一根。

【做法】先把薏米與芡實洗乾淨，在水中泡兩小時左右，把準備好的薏米與芡實放在鍋裡煮，大火燒開後改用小火煮半小時左右，然後倒入洗乾淨的大米，再煮二十分鐘左右。最後處理好山藥，先去皮再切成較薄的小片，放入鍋中再煮十分鐘左右，待粥涼後即可食用。

淑芬半個月前去海邊玩，回來之後經常感覺到下體瘙癢。

有時候忍不住想要抓撓，如果吃的東西過於辛辣，也會痛癢難耐，不管是上班或在家都非常痛苦。

二、外陰瘙癢難耐

【老中醫問診記】

外公瞭解了淑芬的情況之後，告訴她不必過於擔心，這是一種常見的疾病。外陰瘙癢的表現就是下體外陰處皮膚痛癢，在特定時期，如晚上、經期以及食物過分刺激後都會加重。這時候就要注意，既要保持下體的衛生，又要吃一些清熱解毒的食物。

外公推薦淑芬多吃海帶綠豆粥與薏米紅棗粥，因為海帶綠豆粥能夠幫助身體清除濕熱，排出體內毒素，有瀉熱利水的功效，尤其是對陰部瘙癢很有用；而薏米紅棗粥則能夠幫補脾胃，清熱止癢。

另外，患有外陰瘙癢時儘量不要吃一些過於辛辣的刺激性食物，以免病情加重。

淑芬聽了外公的話之後，堅持每天吃一碗這種粥，並且很注意保持衛生，一段時間內也沒有吃什麼過辣或過鹹的東西，她明顯感覺瘙癢漸漸減輕，不再為此感到煩心。

【老中醫病理剖析】

女性有陰部瘙癢的症狀十分普遍。在中醫上這屬於「癢風」的一種，是因為身體內有濕熱，發於體表卻不能疏泄，最終導致痛癢。也有可能是因為肝火旺盛，血虛燥熱導致。對於此類病症，主要的調養方法就是偏重于平肝養血、清熱去燥、利濕祛風。

海帶綠豆粥中，海帶因為本性偏寒，能夠消炎利水，可以幫助解決體內的炎症，有利尿的功效。綠豆更是能夠入藥的佳品，可以清熱解毒、利尿化濕。中醫經常將綠豆入藥用於解毒，排泄體內的毒素，使得身體更加「乾淨」、健康。

因為這二者的清熱解毒之功效，配合在一起更有益於瘙癢的患者。薏米本身就能利水祛濕，幫補脾臟，能夠清熱排膿，經常用於解決需要滲濕利水的病症，對下體止癢也有效果。

經典食療

海帶綠豆粥

【食材】海帶、綠豆各三十克，粳米一百克，白糖少許。

【做法】先把準備好的海帶清洗乾淨，切成較碎的小片，綠豆清洗乾淨後浸泡兩小時左右。之後將粳米洗乾淨，三者一起放在鍋中煮粥，大火燒開，再換小火熬煮。快要煮熟時加入適合個人口味的白糖進行調味，即可食用。

薏米紅棗粥

【食材】大米五十克，薏米三十克，紅棗若干。

【做法】將紅棗洗乾淨，在清水中浸泡半小時左右。把大米與薏米一起洗乾淨，倒入鍋中煮開。待水開後加入準備好的紅棗，再悶煮到粥熟透，即可食用。

三、尿頻尿急

安琪最近一個月裡總是有尿急、尿頻的症狀，有時候晚上要去廁所好幾次。她起初以為自己是尿道感染，但吃了藥也沒有什麼效果，反而時好時壞，讓她相當不便。

【老中醫問診記】

外公看了看，認為安琪的症狀可能是腎虛導致的。

女性也有很大可能患上腎虛之症，比如，身體血氣虛弱就有可能導致腎虛。安琪主要是腎經不固引起的尿頻症狀，只是吃消炎藥是沒有用的，還要注意補養腎氣。

外公推薦安琪吃一些爆炒豬腰和鯽魚豆腐湯。豬腰與鯽魚都是能夠溫補陽氣，對腎有好處的食物。爆炒豬腰能夠滋補肝腎，使得身體健壯。而鯽魚湯能夠補中益氣，幫助血氣暢通，對脾臟有好處。

安琪吃了兩天的爆炒豬腰與鯽魚豆腐湯之後，就感覺到自己的情況有所好轉。她決定以後要堅持多吃一些這種補腎益氣的食物。

【老中醫病理剖析】

女性經常會因為體虛而患上腎陽虛之症。

中醫認為腎是主水的臟器，腎陽不足的時候，水蒸騰的能力就會減弱，此時人就會出現小便頻繁的症狀。

腎虛常常是因為長久的虛弱勞累導致的，不要想一蹴可幾而尋求過分激烈的補藥，或者是病急亂投醫找一些不明的補腎之物服用。應該食用一些能夠補腎益脾、補充陽氣的溫熱食物。

豬腰子能夠補腎益氣，使得膀胱通暢，消除體內的瘀滯而對腎陽虛患者有好處。吃豬腰子能夠緩解腎精不足之症，幫助小便通暢，改善尿頻尿急的症狀。

鯽魚是對脾、胃都有好處的溫補食品，能夠開胃、補中益氣、活血利濕、健脾，對於脾腎不和導致的腎精不固有很好的作用。吃鯽魚湯能夠溫中下氣，幫助身體排水利尿，解決尿頻的問題。

最重要的是二者都屬於較為溫和的補陽氣的食物，即使是女性也不會產生不良反應，鯽魚還能夠美容養顏，滋陰益氣。

經典食療

爆炒豬腰

【食材】桃仁編按三十克左右，枸杞二十克，豬腰子三個，水澱粉、冰糖粉各適量，調料少許。

【做法】將豬腰子從中間切成兩半，把中間的臊腺去除，之後切成小塊，並切花。在準備好的豬腰子上加適量的蔥、薑、鹽和米酒，將其本身的腥味去除並醃好。最後把料洗乾淨，在表面滾一點兒水澱粉，抓均勻。在鍋裡放油，將剝皮的桃仁炒至金黃放在一邊，然後把豬腰子炒成白色。把枸杞放在豬腰子中，加上適合口味的鹽與冰糖粉翻炒，盛出來之後把桃仁撒在上面。

鯽魚豆腐湯

【食材】鯽魚、豆腐各四百克，紹酒、蔥、薑、鹽各適量。

【做法】將鯽魚弄乾淨，在兩邊各自劃開，用鹽和米酒醃好。之後把豆腐切成小塊，蔥、薑切成細絲放在一邊。起熱鍋，用熱好的油煎一遍鯽魚，要求小火直到兩面金黃為止。之後在鍋中加水，放入米酒與薑絲。換大火把水煮沸，當鯽魚湯變白時把豆腐放進去，再轉小火慢慢燉煮。最後放蔥調味，即可食用。

佩姍的節食減肥計畫實行了一個月就瘦了十公斤，正在同學們都羡慕她的減肥成果時，佩姍卻有了新的煩惱。

原來自從自己瘦了之後，最近兩三個月的月經，經常延後七八天才來，令佩珊嚇壞了。

四、月經失調

【老中醫問診記】

外公觀察到佩姍身體偏瘦，臉色暗黃，沒有光彩，而且臉上還長有痘痘；把脈發現她脈象不穩，肝腎功能都不太好，體虛氣弱。佩姍又告訴外公自己是節食減肥的，於是，外公判定佩姍是營養不良導致肝脾腎功能下降，身體的造血功能受損從而導致的月經不調。

外公說，在正常飲食和良好的飲食習慣下，一般不會導致肥胖，像佩姍這樣的女孩子根本就不需要減肥，否則若是導致閉經或者不孕，問題可就比現在嚴重多了，幸虧發現得早，不需用藥，可以通過飲食來慢慢調理。外公開了枸杞山藥排骨湯和枸杞雞肝湯，每週燉兩三次即可。

【編按】桃仁，味苦甘，有通便、潤腸、活血、祛瘀等功效，由於含有苦杏仁甙，因此具有小毒性，過量食用，容易造成腹痛、腹瀉等，此外孕婦切忌服用，避免導致流產。

佩姍服用外公說的湯膳一個月左右後，身體虛弱的情況明顯好轉，再次來月經時有四五天的樣子，顏色和經血量都基本正常了，面色變得紅潤起來，痘痘也不見了。

【老中醫病理剖析】

中醫認為，女性的月經和肝臟、脾臟和腎臟的關係很密切，肝藏血，脾統血，腎藏精，如果腎氣衰弱，肝脾不和就會導致月經不調。所以外公在給佩姍推薦食療時就用枸杞、山藥等滋肝補腎，養氣養血，從而達到治療的效果。

推薦的湯膳中，排骨自古就被認為是大補的食品，對於腎虛脾虛的治療作用明顯，雞肝則是補血的常用食品，西醫也認為其中含有大量人體所需的營養元素，而枸杞、山藥都可以入藥，具有補肝益腎固精的功效，枸杞分別與它們搭配做成的湯膳非常適宜佩姍現在的情況。

現代女性都追求骨感美，從而不惜一切代價減肥，這對身體的傷害非常大，像佩姍的月經不調是許多偏瘦的女性都可能面臨的問題。女性以血為本，月經與女性的健康關係甚密，日常生活中一定要注意保養才好。如果發現月經不調可以吃一些調理脾腎和滋補性的食物，當然一定要遵醫囑。若是不重視月經問題，很可能會導致身體的很多病變，不利於健康。

經典食療

枸杞雞肝湯

【食材】枸杞二十五克，雞肝[編按]兩百五十克，菠菜適量，清湯一升，薑末適量。

【做法】將雞肝洗淨切片，放入沸水鍋中燙兩分鐘除去腥味，然後將雞肝放入煮沸的清湯中，煮至快熟時放入枸杞、菠菜等，煮五分鐘即可，起鍋時撒入薑末。

枸杞山藥排骨湯

【食材】枸杞二十克，山藥兩百五十克，排骨五百克，雞精、鹽、薑片等配料適量。

【做法】先將生排骨放入沸水中燙一下，撈出後洗淨，再放入鍋中，加清水煮沸，然後改用小火燉煮約一小時後放入枸杞和切成塊狀的山藥，再燉四十分鐘，加入雞精、鹽、薑片等調料即可享用。

【編按】選購雞隻或食用禽鳥類內臟，須特別留意來源，以避免禽流感（Bird Flu）等相關病毒感染。

明玉每次來月經都痛到不行，不僅身體難受，還耽誤學習和工作。

老中醫：「這可能是體質虛寒導致行經不暢，從而引起痛經。」

五、經期疼痛

【老中醫問診記】

外公發現明玉身體瘦弱，臉色蒼白，把脈時又發現脈息微弱，脈象沉遲，手腕冰涼。外公問她月經來時經血的特徵，她說自己每次都會延後幾天，經血呈暗紅色，總是呈塊狀，前兩天腹痛尤其嚴重，還經常手腳冰涼。於是，外公推斷這是天生體質虛寒導致行經不暢。

外公給明玉推薦了散寒活血的食品作為調理的湯膳食材，外公說，像明玉這種體質的人用藥未必能取得好的療效，最好通過食療改善痛經的狀況。像山楂、生薑、紅糖、大棗等都有活血散寒的功效，經常食用可以活血化瘀，調整氣血，逐步改善氣血不暢的狀況。由於明玉體質寒，所以平時一定要注意保暖，不能著涼。

明玉按照外公說的，自已平時做一些能夠活血化瘀、調整氣血的湯膳，並且很注意身體的保暖，尤其是經期保暖，漸漸地感到氣血通暢，經期的疼痛感不再明顯了，血塊消失了，顏色也正常了，就連手腳冰涼的狀況也得到了改善。

【老中醫病理剖析】

中醫認為，女性在陰陽中屬陰性，體質有寒熱之分，如果恰巧屬於偏寒的體質，就會引起氣虛。中醫上說「精氣奪則虛」「易寒為病者，陽氣素弱」等就是說虛寒體質的人氣虛，陽氣不足。

通常情況下，虛寒體質的女性大多四季手腳冰涼，身體產生的熱量不足，如果飲食過於生冷寒涼就會導致氣血凝滯，容易產生月經不暢、痛經、閉經甚至不孕不育等狀況。因此需要通過飲食或者改善外部環境來補充陽氣。

一個人的寒涼體質不能改變，只能通過其他方法減緩這種體質可能加重的一些病症。像給明玉推薦的食物都是性溫的，薑、紅糖、大棗一起熬成的湯水對於體寒性痛經有很好的散寒溫經的效果，而像青皮、山楂等都是理氣活血、治療氣滯血瘀很好的食材，這些食材容易獲得，平時可以自己多做一些，調養身體。

此外，特別提醒，體質虛寒的女性在飲茶和吃水果時一定要注意，像金銀花茶、菊花茶、綠茶、苦丁茶等寒涼性質的茶在經期不要飲用，平時也要少飲為宜。水果中的西瓜、哈密瓜、柚子、獼猴桃等都性寒，平時吃的時候要多加留意，以免加重經期的痛苦。

經典食療

青皮山楂粥

【食材】大米一百克，生山楂五十克，青皮十五克。

【做法】山楂去核切成塊，與青皮一起煎煮三十分鐘，將大米煮成濃粥，然後將熬成的青皮山楂湯兌入其中，再煮至沸騰即可食用。

薑棗紅糖水湯

【食材】紅棗三十克，乾薑二十克，紅糖三十克。

【做法】將紅棗去核，與薑片、紅糖一起在砂鍋中煎煮三十分鐘，然後吃棗喝湯。

六、經前緊張

小婧的室友們發現小婧每次「大姨媽」快來的時候都像變了一個人似的，脾氣突然變得很差，總是朝人發火，自己的精神也不好，總是一副心神不定、精神恍惚的樣子，臉色蠟黃。

老中醫：「這是心脾虛弱造成的緊張。」

【老中醫問診記】

外公替她把脈後，發現脈象有些雜亂，觀察面相則是臉色萎黃，舌苔淡薄，她告訴外公自己食慾不好，經常感到疲乏無力，還會失眠。外公綜合以上的診斷告訴小婧她是心脾虛弱，是經前緊張的一種重要表現形式。

外公還告訴她，經前緊張除了像她這樣心理和情緒上有變化之外，有人還會有身體上的不適感，如頭痛、腹痛、胸部脹痛、身體浮腫等。經前緊張與女性個人的健康與否關係不大，所以，通過食療來改善經前緊張比吃藥好得多。

外公推薦了豬心、百合、芹菜、蓮子等食物，因為這些食物都具有安神鎮靜的效果，可以緩解經前的緊張情緒，對身體還有保養的作用。趁著假期，小婧讓媽媽做一些芹菜炒豬心、百合蓮子粥等。吃了兩週左右，又一次來月經時，明顯感覺精神比以前好多了。不僅脾氣變好了，面色也恢復了往日的紅潤。回到學校同學們都說她跟以前不一樣了。

【老中醫病理剖析】

中醫認為，經前緊張主要與心、肝、脾有關，與人的氣血有關，在類型上主要有心脾兩虛型、肝鬱氣滯型、陰虛肝旺型等，它們有不同的症狀和表現。小婧這樣的就是屬於心脾兩虛型的。

俗語常說的「吃啥補啥」並不是沒有根據的，豬心是民間常用的增強心肌功能、改善失眠的食療偏方。西醫研究也證明豬心含有大量的蛋白質、脂肪、維生素等，能夠補充心肌的營養。芹菜具有鎮靜的作用，百合歸心經，具有清心養神的功效，能夠消除煩躁抑鬱、精神緊張的狀況，蓮子入心經和脾經，具有養心補脾的療效。

特別提醒，芹菜比較特殊，在食用時要注意食物相克，芹菜不能與甲魚、雞肉、黃瓜、菊花等一同食用，否則輕則產生不適，重則食物中毒。

經典食療

芹菜炒豬心

【食材】芹菜兩百克，豬心三百克，蔥、薑、蒜、醬油、雞精、料理米酒各適量。

【做法】先將豬心洗淨切成薄片，放入雞精、米酒等醃製三十分鐘，將蒜、薑放入熱鍋中爆一下，然後大火爆炒豬心，炒至變色後繼續炒一會兒將水分炒乾，然後放入切好的芹菜，芹菜快熟時加入鹽、醬油和蔥花翻炒均勻即成一道美食。

百合蓮子粥

【食材】乾百合二十克，蓮子三十克，薏米兩百克，冰糖適量。

【做法】將乾百合研成粉末，與薏米一起放入鍋中煮，煮沸之後加入蓮子繼續煮，直至薏米煮熟，最後放入適量冰糖調味即可享用。

七、子宮寒冷

去年秋天，一名叫小煦的患者老是痛經，白帶比較多，月經不是特別有規律，量少色暗，臉上還長了不少黃褐斑。

老中醫：「觀察脈象沉緊，舌苔薄，多津，確定是宮寒。」

【老中醫問診記】

除了給小煦開了特定的中藥方劑外，外公還給她推薦了幾個日常偏方。最簡單的就是當歸泡水和黃芪大棗茶，皆可補氣血，祛宮寒。此外，還可以煮紅薑茶，堅持每週喝一次，每次四克生薑片和五十克紅糖，煮五分鐘就可以了。月經期也要注意調理，吃精緻一點兒，蒸上一個紅花暖宮蛋——在雞蛋上開一個小口，塞入兩克紅花編按，輕輕攪拌均勻，放入蒸鍋蒸十至十五分鐘即可，月經來潮次日開始吃，每日一個，吃上一週，下次月經來潮繼續吃，堅持一段時間，會有效

【編按】紅花可區分為兩種：番紅花和川紅花，本食療方指的紅花，即為川紅花。番紅花（Crocus sativus），又稱為西紅花、藏紅花，為鳶尾科番紅花屬，是常見的香料。川紅花（Carthamus tinctorius），又稱紅花、紅蘭花，為菊科屬植物，一般作為中藥材，具有祛淤、消腫、治痛等功效，可治療女性通經、經閉、子宮淤血作痛等症。

活血化瘀、溫暖子宮。經期結束之後，要適時進補一下，當歸生薑羊肉湯是不錯的選擇——準備一百克羊肉，十五克當歸，十克生薑片一起燉。

外公叮囑小煦，從中醫角度來看，女孩子的體質屬於陰，不能吃過多太涼的食物，或者吃冷的食物之前吃一點兒熱食。另外，「動則生陽」，寒體的人應該多加鍛鍊，通過運動來改善體質，例如光腳在卵石上走，按摩腳底的經穴，有助於疏通血脈，促進血液更好地迴圈，溫暖全身。

按照外公的藥方和建議，一個月後，小煦的宮寒毛病緩解了不少，她還特意介紹自己患有宮寒的朋友過來找外公診療。

【老中醫病理剖析】

宮寒一般指女性子宮寒冷，主要症狀表現為腹墜、乳脹、痛經、經血少且黑、發胖、臉色發黃等。而現代女性有七個不好的生活習慣，容易導致宮寒，分別是穿得少、趴桌子、濫減肥、喜凍飲、常熬夜、隨意飲食和懶於運動。

針對上述的七大陋習，外公有七個建議。第一，不但冬天，夏天也要注意保暖。因為在炎熱的夏季，女孩子愛美，喜歡穿吊帶衣裙，這時候最好加一件有袖的開衫或披肩，坐下來的時候儘量用披肩蓋一下膝蓋。第二，中午午休的時候不要一直趴在桌子上，因為入眠後，後腰會無意中暴露在涼氣中，而人在睡熟時毛孔張開，寒邪趁機入侵體內。中午要離開空調房，出門走走，驅散寒氣。

第三，很多人追求快速減肥，可是，欲速則不達，在非常短的時間內獲得明顯的減肥效果往往以健康為代價，例如吃減肥藥品，這樣一來，大量能量物質快速流失，寒邪又可以乘虛而入，傷害子宮。外公認為宮暖則氣血通，宮寒則氣血凝結。他建議女孩子們減肥以多運動不貪吃為原則，一個月減兩至五斤即可。第四，性涼或冷食進入人體會消耗陽氣，體內生寒，不利子宮。剛從冰箱裡拿出來的食物別馬上吃，先吃熱食再吃冷食，以免熱氣把冷氣壓到子宮，使子宮受寒。

第五，現代女性大都是職業女性，常常加班，甚至日夜顛倒，身體過於疲勞則損傷陽氣，尤其在夜晚，邪寒入子宮。外公建議大家如果深夜加班，就要給自己準備好熱茶並做好下身的保暖工作。第六，體質寒的人應該選擇暖身的食物，例如花生、紅棗和核桃等。第七，「動則生陽，靜則生陰」，女孩子每天也要抽出一個小時來運動運動，最簡單的莫過於快步走。

經典食療

花生燉豬蹄湯

【食材】豬蹄兩百五十克，花生一百五十克，蔥末、薑片、料理米酒、鹽、胡椒粉各適量。

【做法】洗乾淨豬蹄，放入沸水中燙五分鐘，撈出備用；以湯鍋接水，開火，加入豬蹄、花生米、蔥末、薑片、米酒、鹽、胡椒粉，用大火燒到湯水沸騰，換文火慢燉，直至肉爛熟即可。

核桃雞丁

【食材】核桃、雞胸肉、胡蘿蔔、豌豆，適量蔥末、香油、醬油、鹽、料理米酒、水澱粉。

【做法】將雞胸肉洗乾淨切丁，加入米酒、水澱粉和鹽醃製；把胡蘿蔔切薄片，洗淨備用；先用小火炸一下核桃，鏟出備用；把醃製好的雞肉丁倒進鍋中翻炒，隨後加入胡蘿蔔片和豌豆，待其七八分熟後，依次放入核桃、香油、醬油和蔥末；最後炒五分鐘，熄火裝盤。

有些女性來月經的時候容易出現浮腫，小君就是一個例子。

她的上眼瞼腫脹，脈象顯示肝氣鬱結，血行不暢。透過通過望聞問切，老中醫診斷：「這是經前期浮腫，中醫術語稱『經行浮腫』。」

八、經期浮腫

【老中醫問診記】

外公安慰小君不用緊張，這種浮腫與女性月經週期變化和內分泌變化有關，是正常的生理現象。一般而言，女性生理期間，水分代謝能力下降，來月經後，隨著排尿量的增多，浮腫可自行消退。生理期間，要多吃點利水排水的食物，例如紅豆沙、冬瓜湯、茯苓荷葉茶等。

小君還向外公請教，有人說生理期吃甜食不容易胖，或者說生理期是容易減肥的時候。聽人說這段時間代謝好，所以來月經前她經常吃甜食物。外公說這個說法是沒有科學依據的。

外公認為，減肥的最好時期是生理週期結束的第二天，這天不宜吃過多的穀類食物，只在午餐吃主食，另外還要少吃糖分高的食物，以免能量囤積。這樣一來，第二天稱重，一般可以減少一千克。隨後的一週要堅持在早餐前跳減肥操，消耗體內多餘的脂肪。

【老中醫病理剖析】

有些人在生理期前喜歡吃甜，巧克力、蛋糕、糖果之類接連不斷，剛吃完心情會變得很愉悅，可是過一會兒，又感到疲倦，甚至頭暈。外公說這種情況屬於經前症候群。

甜食含有大量的糖分，女性吃了之後，體內的血糖濃度一下子往上躥，忽然感到開心和滿足；然而，過不了多久，血糖濃度就會快速回落，不安、焦慮、空虛的感覺又來了，於是，還想再吃點甜食。這樣，熱量就慢慢地囤積起來，若不能及時燃燒掉，體重就會升高。因此，經期吃甜易發胖！

建議生理期前嗜甜的女性吃全穀食物、蔬菜和甜度低的水果，維持血糖的平衡，如燕麥片、玉米、芭樂等。

十穀粥

【食材】紅豆、綠豆、黑豆、花豆、白芸豆、紅米、薏米、青稞、紫糯米、白小米各適量。

【做法】提前一晚浸泡紅豆、綠豆、黑豆、花豆、白芸豆；提前四至五小時浸泡紅米、薏米、青稞、紫糯米、白小米；把泡好的豆子和米一起放入電鍋，加入三倍多的水，煮至黏稠。根據口味加入適量的白糖或鹽。

紅薯栗子燉排骨

【食材】紅薯一根，栗子兩百五十克，排骨一到兩條，紅棗六至十枚，薑片適量。

【做法】把排骨洗乾淨，放入沸水中煮五分鐘，撈出備用；紅薯去皮，切塊，備用；將去殼的栗子倒入熱水中，去衣；以湯鍋接清水，開火，加入排骨、紅薯、栗子和薑片，大火燒十五分鐘左右，再轉小火燉一個小時。

九、閉經

曉芸趁著長假跟同事一起去爬山，沒想到剛爬到半山腰，竟然下起了地形雨。大雨持續了一個多小時，山上氣溫又低，回去之後曉芸就生病了。

【老中醫問診記】

本以為病好之後就沒事了，結果發現月經竟然推遲了二十天還沒來，令曉芸有些慌亂了，同事都勸她去看醫生，有人推薦了外公的診所。

外公觀察曉芸的臉色灰白，沒有血色，神情抑鬱不安，給她把脈發現她脈象細弱。曉芸向外公說自己這段時間一直感覺精神不是很好，經常失眠，月經沒有來，倒是胸部、腹部有些脹痛，還說起了自己在山中淋雨的事。外公聽罷告訴曉芸說，女性本來身體就虛弱，淋雨讓她處在又濕又冷的環境中，最終造成氣血瘀滯，血脈不通，從而引起了閉經。

曉芸當然知道月經對於女性的重要性，心中著急，便催促外公給她開藥方，外公看曉芸很著急，連忙安慰她說其實不吃藥也行。曉芸疑惑地望著外公，外公解釋說中醫很神奇的地方就是很多東西都是藥食同源，通過合理的飲食調理也能達到同樣的效果，曉芸這才鬆了一口氣。

外公給曉芸推薦了益母草、紅棗、龍眼等益氣補血補中的食品和藥材，讓曉芸自己熬湯來喝。曉芸按照外公說的方法自己回去堅持服用了一個月，月經恢復了正常，曉芸非常開心，特意準備了禮物來看外公。

【老中醫病理剖析】

關於閉經產生的原因，中醫認為是血虧氣虛、血脈失通導致的。閉經有的是虛症導致的，如氣虛、腎虛、氣血不足，有的是實症造成的，如氣滯血瘀。現代社會中，女性的生活很緊張，有時候精神緊張，長期抑鬱也可能導致閉經，這是個值得女性高度重視的問題。

曉芸的病症可謂是虛實兩種症狀兼而有之。在給曉芸推薦的食物和藥材中，益母草在中醫中被稱作「血家藥聖」，是一味婦科良藥，具有行經調血、活血化瘀的良效，是閉經時必不可缺的藥材。

烏雞和當歸都有調經的作用，當歸能夠改善血虛氣虛的狀況，烏雞則可以補肝益腎，肝腎都是與女性月經關係密切的器官。紅棗、龍眼等都具有行氣、活血、調經之功效。這些東西綜合在一起對曉芸的症狀有很好的調理作用。

特別叮囑女性，如果發生閉經現象，可以先通過以上推薦的食療法進行調理，一般情況下療效都很好。此外，基於女性特殊的體質特徵，生活中要注意不能受寒，不能過度生氣，因為過度生氣會造成氣血不通，導致閉經。

經典食療

烏雞益母草調經湯

【食材】當歸、益母草各十克，烏雞一隻，土雞蛋兩個。

【做法】將烏雞剁成塊兒，在沸水中燙一下撈出，然後將益母草、當歸、土雞蛋一起放入燉盅，加入適量的水，放入鍋中隔水蒸燉半小時，再放入雞精、鹽等調料調味即可食用。

紅棗龍眼益母草湯

【食材】紅棗八枚，龍眼二十克，益母草三十克。

【做法】紅棗洗淨去核，與龍眼、益母草等一起放入鍋中煎煮約四十分鐘即成，吃棗喝湯。

李蜜是一位中年女性，在公家單位上班，近兩年來老是提不起勁，脾氣時好時壞，皮膚略顯乾燥，有時候無端端地腰痠腿疼。

她也跑過幾家醫院，也沒說有什麼大毛病，就是卵巢功能有點衰退，雌激素分泌開始減少了。

十、卵巢功能衰退

只是吃了一些藥，打了好幾次針，李蜜老是覺得身上不自在。聽別人說外公醫術高超，特意過來看病。

【老中醫問診記】

李蜜告訴外公，自己時不時地頭暈目眩、失眠胃寒、肌肉痠疼、便秘，有點焦慮。外公分析，隨著年紀的增長，女性卵巢功能會減弱。而她提及的症狀，用中醫術語來說就是天癸將竭、腎氣漸衰所導致。可利用中醫從整體出發進行調理，將全身的生理免疫機能發揮出來，以達到陰陽平衡、保養卵巢的目的。

鑒於「藥食同源」，外公給李女士開了一個保養卵巢的食療處方，紅棗花生蓮子燉豬蹄，四種食材熬一小時，每日早晚喝一碗。另外，還要自己動手按摩相關穴位，每天三次，一次十五到二十分鐘，八個重要的穴位分別是：血海、三陰交、復溜、照海、湧泉、氣海、關元和神闕。

按照外公的方子和建議，她的情況果然好轉了許多。

【老中醫病理剖析】

卵巢被喻為女性的「生命之源」「青春動力」和「抗衰老中心」，女性不但平日要重視保養卵巢，月經週期這種特殊時期更不可掉以輕心。

月經期間一定要補鐵，血液流失過多會帶走大量的鐵元素，這是卵子必不可少的養分。因此，在這個時期要以動物內臟和菠菜等為主食。豆腐及其他黃豆製品富含植物蛋白，多吃可以促使卵子健康發育和保衛卵巢。豆腐的做法也是有講究的，必須是煮豆腐，而不是煎豆腐。因為煎豆腐會用到食用油，而食用油的成分——不飽和脂肪酸會讓植物蛋白活性大打折扣。不過再好的東西也不能貪吃，過量的植物蛋白也會損害腎臟。

現代女性越來越過著小資的生活，品酒便是一個重要項目。外公建議女性最好飲用紅酒，每日一小杯則可以有效提高卵子的活躍性。雖然白葡萄酒也含有不少多酚，但效用還是紅酒略勝一籌。啤酒要儘量少沾，它可是卵子的「剋星」，會降低其活性，使卵巢進入睡眠狀態。

建議生理期前嗜甜的女性吃全穀食物、蔬菜和甜度低的水果，維持血糖的平衡，如燕麥片、玉米、芭樂等。

經典食療

三鮮豆腐湯

【食材】豆腐三塊，鮮蝦兩百克，豌豆二十五克，玉米粒五十克，香菜兩根，雞蛋一個，料理米酒、白胡椒粉、太白粉、鹽、香油各適量。

【做法】將豆腐切成丁，待用；打蛋液，備用；去蝦殼，挑蝦線；煮清水，依次加入豆腐和蝦仁，豌豆和玉米粒；滴入少許米酒、白胡椒粉、鹽和太白粉，攪拌均勻；隨後，沿著鍋邊緩緩倒進蛋液，看到白色蛋花生成後加一點香油，撒上香菜即可。

蟹殼豆腐湯

【食材】蟹殼兩個，豆腐兩塊，適量的蔥花、薑絲、蒜片、鹽、糖和胡椒粉。

【做法】豆腐用清水泡十五分鐘；熱鍋，待花生油熱出香氣後，倒入薑絲、蒜片，爆炒蟹殼；等到蟹殼變紅後，放進豆腐；過兩分鐘後倒入清水，蓋上鍋蓋燉十五分鐘，最後撒入適量蔥花、鹽、糖和胡椒粉調味即可。

第七章

好孕女人

孕前孕後悉心照護

中醫安胎強調辨證施治，固本安胎，一般都是從補腎健脾、調理氣血做起，因為中醫認為腎和脾與女性子宮的關係密切，氣血則是人之根本。現代醫學研究發現中醫安胎的作用是提高母胎的免疫力，保護胚胎，讓正常的妊娠得以維持。

一、貧血易怒

美玲懷孕三個多月了，最近一段時間總是感覺身體虛弱疲乏，吃飯沒有胃口，甚至還會腹瀉、頭痛，美玲的脾氣也變得暴躁，動不動就發怒。婆婆見狀，趕緊帶美玲求助老中醫。

【老中醫問診記】

外公看美玲臉色蒼白，像是貧血的樣子，把脈時發現脈息有些弱，於是便問美玲近期的症狀，聽完美玲的描述，外公判斷美玲的症狀不是妊娠期的正常反應，可能是身體缺乏葉酸導致的症狀。

美玲說自己在孕期一直很注意補充維生素和營養，對於外公說自己缺乏葉酸有些不解。外公慢慢解釋道，其實很多孕婦在孕期都會出現葉酸缺乏的狀況，只是很多人症狀不明顯，所以容易被忽略。但是，孕婦缺乏葉酸很可能造成寶寶先天性疾病或是畸形。

外公說美玲的症狀明顯反而是件好事，現在治療還很及時，不會影響到寶寶的健康生長。因為發現得早，所以不需要吃專門的藥物來補充葉酸，只需要吃一些葉酸含量比較高的食物就可以。

外公給美玲推薦了菠菜、青菜、蘑菇、番茄等葉酸含量豐富的食物，讓美玲平時一定要多吃，這些食物除了葉酸含量豐富之外，其他的營養元素也很豐富，可以補充孕婦所需的一些營養成分。

美玲按照外公推薦的食物在家做了青菜炒蘑菇、涼拌番茄等菜餚吃了大約一個月，症狀便減輕了許多，胎兒也很健康。

【老中醫病理剖析】

孕婦葉酸攝入量不足導致的一些症狀不太明顯，容易被人們忽略。正常的葉酸攝入可以保持血液健康，如果攝入不足可能會導致貧血，貧血會引起身體虛弱、脾氣暴躁易怒的症狀。

雖然現代社會中人們很注重孕期的營養攝取，但是對於缺乏葉酸這一隱性的症狀還是會疏忽，或許就是這樣的疏忽會嚴重影響寶寶的健康，所以準媽媽們一定要注意。

中醫的食療法在養生和調理病症上療效明顯，雖然中醫對藥理的研究不及西方醫學，更多的是從經驗中總結而來，但是，現代醫學已經證明中醫的很多方法是科學可行的。像菠菜、青菜、扁豆、番茄、蘑菇等都被證實葉酸含量豐富，是食補的首選食材。

除了這些食物外，一般深綠色蔬菜的葉酸含量都很高，像蘆筍、油菜、龍鬚菜等。水果中的獼猴桃更是被譽為「天然葉酸大戶」，女性在孕前和孕期食用均可補充葉酸，防治寶寶先天性缺陷。

經典食療

青菜炒蘑菇

【食材】平菇三百克，菠菜三百克，蔥白、蒜各適量。

【做法】將切好的蔥白和蒜放入熱鍋中爆香，然後放入平菇翻炒，炒至變色時放入菠菜翻炒均勻，加入鹽、五香粉等佐料炒勻即成一道美味菜餚。

涼拌番茄

【食材】番茄四個，白糖適量。

【做法】將番茄洗淨切片，撒上白糖調勻即可食用。

扁豆雙絲

【食材】扁豆四百克，木耳三十克，蔥、蒜適量，醬油、鹽、雞精等適量。

【做法】將木耳和扁豆切成絲狀，先用熱水燙一下，在熱油鍋中放入蔥和蒜爆香，然後下入準備好的扁豆和木耳絲，翻炒均勻，八成熟時放入雞精、醬油、鹽等調味料炒勻則可。

雅蘭是一家出版社的編輯，懷孕兩個月的她仍然在工作。只是工作上的壓力，加上妊娠期的一些不良反應，使她感覺到體力不支，精神不振，心中焦慮抑鬱，回到家總是愛發火，讓老公相當頭疼。

二、孕期情緒不穩

【老中醫問診記】

外公替雅蘭把脈，發現她的脈象比較遲沉，觀察她的臉色，發現她臉色發暗，沒有光彩，額頭上長有痘痘。雅蘭告訴外公她最近總是睡不好，白天沒精神，不知道為什麼就容易發怒。外公還瞭解到雅蘭是第一次懷孕，仍然在工作，據此他告訴雅蘭她是孕期緊張加上工作壓力大造成的情緒不穩。

外公說孕婦精神壓力大，情緒不穩定會影響胎兒的健康成長，導致嬰兒先天不足或者畸形，甚至流產。而對懷孕的媽媽來說，則會增加她們妊娠高血壓的患病風險，會損傷女性的心、肝、腎等器官，對母親和胎兒都不好。

雅蘭聽完外公的話嚇了一大跳，外公告訴雅蘭不要緊張，通過脈象來看胎兒目前還很健康，但是以後一定要注意保養。外公讓雅蘭試試小米蓮子粥和杏仁粳米粥。外公說蓮子、小米、杏仁等都有助於緩解壓力，釋放緊張情緒。平時多食用這些粥可以在享受美味的同時達到減壓的效果。

媽媽按照外公的方子給雅蘭煮這些粥，吃了差不多一個月，雅蘭的氣色便恢復了，精神十足，也不感到焦慮緊張了，彷彿所有的事一下子都順利起來了。

【老中醫病理剖析】

女性孕期情緒不穩定，不僅僅是女性自身心理的原因，更多是由於現代社會，隨著女性社會地位的上升，女性身上的擔子比以前重了許多，不僅要主內，還要主外，為工作和生活奔波勞累，孕期仍然守在崗位上辛勤工作的大有人在，家庭事業的各種壓力聚集在一起造成的。

現代女性懷孕後尤其要注意調節保養，通過飲食不僅能夠改善精神緊張的狀況，還能為孕婦補充營養元素，保持身體健康。

小米具有滋陰養腎，健脾和胃的功效，現代醫學證明，小米中維生素B含量豐富，能夠很好地穩定情緒，鬆弛緊張的神經；蓮子是清心安神的良方；杏仁含有維生素B和很多蛋白質、膳食纖維以及鈣、鎂、鋅等元素，這些元素都能平衡情緒。

豆腐、菠菜、牛奶、葡萄、哈密瓜等食物中的營養元素都能夠起到穩定不安情緒的作用，孕婦吃了能夠緩解孕期緊張，一般的上班族也可以將其用作減壓食品。

經典食療

小米蓮子粥

【食材】小米兩百克，蓮子二十克，白糖適量。

【做法】將小米淘淨，與蓮子一起放入鍋中煮熟，再用小火慢熬至黏稠狀，加入白糖攪勻，再煮三分鐘即可享用。

杏仁粳米粥

【食材】杏仁十五克，粳米一百五十克，冰糖三十克。

【做法】用冷水將粳米泡半小時，杏仁去皮後研成末，將杏仁末與泡好的粳米一起放入鍋中，加入適量清水煮至粳米爛熟，然後放入冰糖，再煮十分鐘即成。

三、妊娠嘔吐

伊娜懷孕快兩個月了，她的妊娠期嘔吐症狀比別人嚴重許多，幾乎是食不下嚥。她的臉色蒼白，舌質淡白，最近總感覺頭暈眼花，四肢乏力，還有些怕冷。

外公斷定伊娜是脾虛胃寒，所以妊娠嘔吐比較嚴重。

【老中醫問診記】

把脈時發現她脈滑無力，外公說改善這種狀況只能從暖胃健脾開始做起。由於孕期用藥對孕婦和胎兒都會產生不良影響，所以，外公建議伊娜採用食療的方法慢慢調理。外公給伊娜寫了幾個食療偏方。

外公說生薑能夠祛風散寒，韭菜能夠促進食慾，溫肝補腎，減輕噁心症狀，雞蛋是滋陰的上好食補食物，瘦肉含有維生素B，對孕婦早期的嘔吐症狀和疲勞乏力有緩解作用。如果按照上述偏方進食則一定能夠得到較好的療效。

伊娜遵照外公的囑咐，幾乎每天都會食用這些湯汁，漸漸地感覺疲乏無力的現象消失了，人有精神許多，頭暈的狀況不再出現，噁心嘔吐的程度也減輕了，吃飯也比先前有胃口。一個月後，伊娜又來到外公處複診，結果一切正常，外公說即使沒有嘔吐的症狀，多用這些湯膳對身體也有進補的作用，仍然可以繼續服用。

【老中醫病理剖析】

妊娠嘔吐在中醫中被稱為「惡阻」，多發於脾胃虛寒者。

一般的妊娠嘔吐並不嚴重，不會影響正常生活，但是一旦發生妊娠劇吐的現象情況就不同了。伊娜的情況就屬於比較嚴重的，對孕婦自己和胎兒都會有不好的影響，妊娠劇吐會損害胃、脾、腎的功能，所以需要重點調理。

生薑有健胃益脾的功效，韭菜性溫，對肝腎有補益作用，現代醫學研究也發現韭菜含有的膳食纖維和揮發性精油能夠促進消化，增強食慾，改善嘔吐和食慾不振的狀況。鮮薑韭菜汁具有止嘔和胃、生津止渴的功效，對脾胃不和造成的嘔吐有良好效果。薑絲雞蛋湯除了薑的功效外，雞蛋含有豐富的蛋白質，能夠在進食不暢的時候起到進補的作用。

另外，遇到妊娠劇吐的情況一定不能緊張，儘量保持心情舒暢愉悅，多休息，少對著電腦、電視，還可以加強鍛鍊，這些方法都可以減緩症狀。

經典食療

鮮薑韭菜汁

【食材】生薑二十五克，韭菜一百克。

【做法】將生薑和韭菜一起搗爛，汁可服用。

薑絲雞蛋湯

【食材】生薑十五克，雞蛋兩個，鹽、味精等各適量。

【做法】將生薑切成細絲，放入鍋中加入適量清水，煮至水開時將兩個雞蛋打碎倒入鍋中煮熟，在湯中放入適量鹽、味精調味即可食用。

梅干菜瘦豬肉

【食材】梅干菜二十克，瘦豬肉一百二十克，榨菜二十克，鹽、雞精適量。

【做法】將瘦肉切成絲，與梅乾菜和榨菜一起放入鍋中加適量水煮湯，肉煮熟即可食用。

四、胎動不安

珍珍在小產三年多之後，好不容易又懷上了寶寶。正在全家人都興奮不已的時候，珍珍身體卻出現了不適症狀，先是感覺小腹墜脹，偶爾還有些疼痛，全身倦怠無力，甚至還有陰道出血的現象，讓全家人都嚇壞了，趕緊帶珍珍求助老中醫。

【老中醫問診記】

外公發現珍珍臉色黯淡無光，黑眼圈嚴重，把脈發現她屬於陰虛體質，有脾腎虛弱的跡象，而且任沖不固，氣血兩虛，因此引起了胎動不安，這樣下去很有可能像上次一樣流產。

外公說，像珍珍這樣有流產史的女性大多數是由於自身的某些器官處於亞健康狀態，如果不從根上治療，就會出現習慣性流產。珍珍發現比較早，認真調理應該沒有大礙。西醫認為孕婦缺乏維生素E會導致上述現象，因此提倡補充維生素E。

外公說維生素E具有抗氧化的作用，能夠保護體內的細胞不被氧化，保證體內器官的供氧量，維生素E之所以能夠抗衰老就是這個原因。外公說藥補不是最理想的方法，通過食補效果也不錯。所以，他建議珍珍多吃一些維生素E含量豐富的食品，如鮮菇、豆皮、紫甘藍等維生素E含量豐富，珍珍平時可以多吃一些。

珍珍回去後一直按照外公推薦的方法來吃，漸漸感覺身體好了許多，不再有胎動不安的現象了，最後珍珍生下了一個健康的寶寶。

【老中醫病理剖析】

中醫安胎強調辨證施治，固本安胎，一般都是從補腎健脾、調理氣血做起，因為中醫認為腎和脾與女性子宮的關係密切，氣血則是人之根本。現代醫學研究發現中醫安胎的作用是提高母胎的免疫力，保護胚胎，讓正常的妊娠得以維持。

安胎的女性只要平時多吃含維生素E的食物就能補充到足夠的營養元素。像紫甘藍一方面維生素E含量高，另一方面還含有大量的纖維素，可以促進腸胃消化，其中的維生素C和維生素B都是孕期的媽媽們所必需的元素，準媽媽們可以經常食用。鮮菇和豆皮中的維生素E含量也不少，但是注意，一定要是鮮菇，否則效果可能大打折扣。

維生素E要補充，但是要選好食物，因為有些性寒的食物會加劇子宮收縮，而有些活血化瘀的食物，則會造成胎盤不固，這些都可能導致流產，不利於安胎。所以，孕婦安胎要留意食物的選擇。

經典食療

涼拌紫甘藍

【食材】紫甘藍四百克，蔥、香菜適量，鹽、味精、醬油、食醋、辣椒等適量。

【做法】將紫甘藍切成絲狀，香菜和蔥切碎一起放入碗中，加入鹽、味精、醬油、醋、辣椒等攪拌均勻即成一道美食。

木耳鮮菇豆皮湯

【食材】鮮菇兩百五十克，豆皮一百五十克，黑木耳三十克，橄欖油、鹽、雞精等適量。

【做法】將洗淨的鮮菇和木耳放入沸水鍋中煮至半熟，然後加入豆皮，一起煮至全部熟透，在鍋中加入鹽、雞精、橄欖油等佐料調味即成一道鮮湯。

五、孕期水腫

素芬懷孕七個月了，最近發現身體有水腫的跡象，休息之後也不見緩解，還有些頭暈。

老中醫：「若是水腫造成血壓升高，可能還會危及胎兒安全，不可不慎。」

【老中醫問診記】

外公觀察素芬身體的水腫情況，發現她不僅是下肢水腫，而且手、臉都有些浮腫。外公按了按浮腫的部位，發現手印幾分鐘都不會消失，皮膚幾乎沒有彈性。外公判定素芬的情況與一般的孕期水腫有些不同，素芬的孕期水腫已經造成血壓升高了，所以會頭暈，這種狀況如果持續下去，就會壓迫神經，造成身體的許多不適，危及自身和胎兒。

素芬聽了外公的解釋後有些緊張，趕緊詢問治療的方法，外公根據素芬的情況給她推薦了食療的方法。外公告訴素芬鯉魚和蛤蜊都有利尿消腫的功效，對於消除孕期水腫有比較明顯的療效，建議回去之後多煮湯喝。可以一直喝到分娩時，因為即使是身體沒有浮腫了，這些食品對孕婦也有進補的作用。

素芬按照外公推薦的食療法，每天都煮湯喝，過了半個月，水腫的狀況開始消退，也不感到頭暈了。素芬一直堅持喝了兩個多月，不僅水腫消失了，身體也比以前強壯了，素芬特意讓婆婆來感謝外公的「良藥」。

【老中醫病理剖析】

中醫認為孕期水腫的成因是多方面的，有脾虛造成的，也有腎虛或者氣血不暢導致的。現代醫學認為孕期水腫是由於血管中的液體滲出，在組織間隙中聚集，對靜脈回流造成壓迫導致的。一般的孕婦水腫無須治療，會隨著妊娠期的結束而消退，但是病理性的水腫則會對健康造成危害，如果發現水腫異常就應到醫院檢查治療。

鯉魚在古代被稱為「諸魚之長」，用於治療妊娠期水腫在古醫術中多有記載。現代研究表明，鯉魚中的蛋白質、維生素和礦物質含量豐富，除了消水腫之外還能延年益壽。醫書上稱蛤蜊有消水腫、利水、化痰的功效。因此，孕期水腫食用這兩種湯膳再適宜不過了。

但是，蛤蜊性寒味鹹，孕婦吃的時候要遵照醫囑，因為寒性的食物容易引起宮縮，不利於胎兒成長，另外，由於蛤蜊本身就有鮮味，在烹煮的時候不要放入過多的鹽和味精，以免影響它本身的鮮味。

經典食療

白菜蛤蜊湯

【食材】蛤蜊六百克，小白菜三百克，薑、鹽等適量。

【做法】將蛤蜊用鹽水泡二十分鐘，與小白菜一起洗淨備用，在熱油鍋中放入薑爆香，放入蛤蜊炒一會兒，然後加入清水大火煮至沸騰，放入小白菜，白菜煮熟時加入些許鹽即可食用。切記鹽不能多放，否則會影響蛤蜊的鮮味。

赤小豆鯉魚湯

【食材】鯉魚一條約五百克，赤小豆九十克，陳皮十五克，蒜五瓣，薑片適量，油、鹽、雞精等適量。

【做法】將赤小豆用清水浸泡十分鐘撈出備用，陳皮泡至變軟即可，蒜剝去皮，將薑片和鯉魚一起放入熱油鍋中用小火煎，直至鯉魚雙面變為微黃色，將煎好的鯉魚和準備好的材料放入沸水中煮十五分鐘，再用小火燉煮一個小時，加入鹽、雞精等調味即成一道鮮美的鯉魚湯。

六、孕期缺鈣

青青懷孕五個多月了，開始感覺腰痠背痛的，晚上也睡不好覺，總是失眠。她自己也不知道是怎麼一回事，非常害怕是否會影響寶寶的健康。

【老中醫問診記】

青青向外公描述了自己的症狀，外公檢查青青的牙齒，發現有鬆動的現象，問她有沒有抽筋的情況出現，青青回憶說有過幾次小腿抽筋，也沒太在意，於是外公判斷青青一定是缺鈣。

外公說孕期缺鈣的危害很大，首先是對媽媽的健康不利，缺鈣輕則會引起肌肉痙攣，即平時所說的抽筋，重則會由於骨質疏鬆而引起骨軟化症。其次，妊娠期高血壓也有一部分是缺鈣引起的。對胎兒來說，也有可能因為鈣攝入量不足造成寶寶出現軟骨病、佝僂病、雞胸等先天性的不足之證。所以孕婦孕期補鈣要重視，尤其是在懷孕中後期，隨著寶寶長大，寶寶對鈣的需求量會不斷增加。

外公說青青現在是孕中期，而且缺鈣的現象並非很嚴重，所以吃一些含鈣量較高的食物補一補就可以滿足她對鈣元素的需求了。外公推薦青青多吃豆腐、蝦等鈣含量高的食物，外公說每一百克蝦的鈣含量高達二千毫克，即使是到了孕晚期對鈣的需求量很大時也足夠了。

青青遵照外公的囑咐，回家之後經常做三鮮豆腐羹和蝦皮紫菜湯，大概二十天缺鈣的症狀就逐漸消失了，後期青青一直都注意補鈣，直到寶寶健康出生。

【老中醫病理剖析】

現代人們補鈣，往往都是直接服用提取出來的高純度的鈣片，這種方法是可以補鈣，但是並不是最好的補鈣方式。中醫在治病時總是從人的五臟六腑開始尋找病根，然後綜合調理，達到一個全面的療效，對整體身體素質的提高大有裨益。

缺鈣在中醫中與脾胃腎的功能弱有關。因為這三個臟器官的功能不能充分發揮，會影響攝入體內的鈣元素的吸收，補了也是白補，因為鈣元素都流失了。豆腐在中醫中入脾經、胃經，健胃強脾，益氣補血，現代醫學研究發現豆腐含鈣量極高，所以這是一款既可以進補又能調理身體的食品。

雖然補鈣很重要，但是不能盲目亂補，因為體內鈣含量過高會阻礙其他微量元素的吸收，而且食補也不能隨便找食物，都是經過對身體的觀察和瞭解「對症下藥」的，所以，是否需要食補和選用什麼食材要遵照醫生的囑咐。

經典食療

蝦皮紫菜湯

【食材】新鮮的蝦皮[編按]五克，乾紫菜五克，蔥、薑、蒜、香油、鹽、醋各適量。

【做法】先將蔥、薑、蒜切好，放入熱油鍋中炒一下，然後倒入適量清水，燒至水沸騰，放入蝦皮，大火煮一會兒，再放入紫菜，加入鹽、醋、香油等攪拌均勻即可。

三鮮豆腐羹

【食材】豆腐一百五十克，豌豆三十克，雞蛋一個，玉米粒三十克，鮮蝦仁三十克，鹽、雞精、胡椒粉、澱粉各適量。

【做法】水燒開後先將切好的豆腐放入沸水中稍煮一下，然後放入豌豆和玉米，二者煮熟後放入蝦仁，蝦仁煮一會兒即可，在鍋中放入鹽、雞精、胡椒粉，然後勾芡，待煮至黏稠時打入雞蛋，讓雞蛋凝固一下再翻動。雞蛋煮熟就可以起鍋食用了。

【編按】蝦皮屬於海鮮類，須留意自身是否具有過敏體質，甲殼類動物（如螃蟹、蝦子）帶有原肌球蛋白（tropomyosin）容易造成人們過敏反應，此外選購時，也要留意養殖方式以及新鮮度。

七、缺乏「腦黃金」

雲嵐懷孕五個多月了，聽姐妹說孕期營養攝入很重要，就到醫院檢查了一下胎兒的情況和自身的營養狀況，結果其他的倒正常，只是檢查結果顯示體內缺乏DHA。

焦急得讓她不停地問：「這該怎麼辦才好？」

【老中醫問診記】

雲嵐請教醫生DHA的作用。醫生告訴她DHA俗稱「腦黃金」，是對人體至關重要的不飽和脂肪酸，關係到胎兒和嬰兒的智力和視力發育，如果母體內缺乏DHA可能會殃及孩子，影響孩子的健康。鑒於雲嵐想要看中醫，醫生將她推薦到外公處就診。

外公聽說雲嵐的狀況後，對雲嵐說她的情況不嚴重，不用太緊張，加之身體很健康，不用吃藥，只要吃一些腦黃金豐富的食物補一補就行了。雲嵐聽了外公的話鬆了一口氣，追問應該吃什麼。

外公告訴雲嵐海魚體內的腦黃金含量很豐富，可以多吃一些海魚，例如鱸魚、鮭魚、小黃魚等。其中鮭魚的腦黃金含量尤其高，是補充腦黃金食療的必選之食。現在雲嵐處於孕中期，正是補充的良機。

雲嵐認真聽取外公的意見，回家後，自己做了清蒸鮭魚，並且隔三岔五地吃，堅持了兩個多月，又去檢查時，發現DHA含量已經基本上能夠滿足胎兒自身生長的需要了，雲嵐堅持用外公的方子，一直到寶寶半歲的時候。

【老中醫病理剖析】

鱸魚、鮭魚自古就是人們喜愛的食物，詩人也多次寫詩讚美它們，這並不僅僅是因為它們的味道鮮美，更重要的是這些魚的營養成分比較豐富。

現代醫學明確指出海魚一般都含有豐富的不飽和脂肪酸，對於防治心血管疾病，促進智力發育和視網膜生長都有好處。鮭魚還能補脾健胃，促進消化，是難得的「水中珍品」。

除了以上所說的三種魚外，像鯽魚、帶魚、金槍魚、旗魚等都是腦黃金含量比較高的，每一百克魚中的腦黃金含量大約為一千毫克，孕期以及寶寶一歲之前都可以不斷進補。

經典食療

清蒸鮭魚

【食材】鮭魚一條約一千克左右，蔥、鹽、薑、胡椒粉、蒸魚豉油、食用油各適量。

【做法】將鮭魚去掉鱗片和內臟，魚身上均勻抹上鹽和胡椒粉，在魚身兩面各切幾刀，在切縫中塞上薑片，蔥切成段塞在魚肚中，薑絲放在魚身上。先將備好的鮭魚放入沸水鍋中蒸十分鐘，將油燒熱淋在魚身上，再淋上蒸魚豉油即可。

蔥香黃花魚

【食材】黃花魚一條約一千克左右，蔥、薑、胡椒粉、料理米酒、醬油、鹽等各適量。

【做法】將黃花魚切成段，放入薑片、米酒、鹽、胡椒粉醃製四十分鐘，將醃好的魚塊倒入熱油鍋中，將一面煎得起了硬皮再翻動煎另一面，煎熟後將魚塊按原來的樣子擺在盤中，用煎魚的餘油炒一下蔥絲，加入醬油、白糖，將炒好的蔥絲撒到黃花魚身上即成。

八、孕期便秘

夢雅懷孕四個月了，本來就有些便秘的她現在情況更嚴重了，經常感覺小腹很脹，三四天才會大便一次。而且每次都大便乾澀，排便困難，臉上也開始長痘痘，令夢雅覺得很不舒服。

【老中醫問診記】

外公替夢雅把了脈，發現她氣血虧虛不暢，觀察她的臉色，不僅臉色不好，而且臉上還長痘，外公見狀告訴夢雅她是典型的孕期便秘，孕期便秘一般不能避免，越是到孕晚期，便秘會越嚴重，甚至一兩個星期不排便。這無疑對女性自身和胎兒都有不好的影響，因為不僅媽媽感到難受，胎兒也可能因為母親便秘而難產。但是，外公又說，這種狀況有辦法緩解。

外公分析夢雅是氣血虧虛造成的便秘加重，所以辨證施治，推薦了菠菜和莧菜，這兩種菜都有潤腸通便的功效，能夠緩解孕期便秘。外公囑咐她要多食用菠菜和莧菜。過了一個多月，夢雅的便秘症狀果然減輕了，比以前好了許多，但是她沒忘外公的叮囑——孕期一定要留意飲食。

【老中醫病理剖析】

現代社會，女性孕期便秘的發生率要高於古代。因為現代城市中的女性大部分都有工作，而且經常坐辦公室，本來孕期時蠕動就減緩的腸道，在長期久坐之後蠕動就更緩慢了，便秘勢必更嚴重。

中醫認為孕期女性的五臟六腑和體內各路經絡的陰血，都下注沖任以養胎元，所以「血感不足，氣易偏盛」，在孕期發生便秘應該以滋腎養脾，理氣調血為要，而且要根據便秘的四種症因辨證治療。現代醫學認為女性懷孕後體力活動會減少，胎兒逐漸長大，子宮壓迫小腸，腸胃的蠕動都會減緩，很容易發生便秘和腸脹氣，嚴重的孕期便秘會導致早產。

孕期便秘要從飲食上進行調養。平時可以多吃一些容易產生氣體的食物，如蔥、蒜等，借助腸中的氣體來刺激腸蠕動，少吃或不吃不利於消化的食物，如蠶豆[編按]、蓮藕等。千萬不能自己亂吃瀉藥，這會對胎兒造成危害。莧菜和菠菜都有潤腸通便、促進排毒的功效，所以建議夢雅多吃。吃莧菜的時候要注意有所節制，因為莧菜在通便的同時也有滑胎的副作用，即食量不當可能會引起流產，所以孕婦食用要謹慎，遵照醫囑。另外莧菜不宜與甲魚同食。

【編按】蠶豆，又名胡豆、佛豆、羅漢豆，由於含有致敏物質，不宜生食，也不宜多吃，患有 G6PD 缺乏症（六磷酸葡萄糖去氫酵素缺乏症，又名蠶豆症）的人，由於遺傳基因的先天缺陷，具有過敏體質，無法正常地分解葡萄糖，若是食用蠶豆等食物，則會造成急性溶血等中毒反應。

經典食療

菠菜木耳炒蛋

【食材】黑木耳十五朵，雞蛋兩個，菠菜一百克，蔥、蒜、鹽、雞精等各適量。

【做法】先將雞蛋放入油鍋中炒熟備用，再在熱油鍋中放入蔥、蒜爆香，然後放入菠菜和木耳炒熟後加入炒好的雞蛋，翻炒均勻，加入鹽、雞精等調味即可享用。

蒜蓉莧菜

【食材】莧菜五百克，蒜、油、鹽各適量。

【做法】將莧菜擇好洗淨控乾水後切段備用。將蒜瓣拍碎，放入熱油鍋中爆香，然後放入莧菜，大火炒三分鐘，放入鹽、雞精，再淋入適量蒜泥，炒勻即可起鍋食用。

九、分娩困難

紅娟身體瘦弱，距離預產期就剩下一個星期了。懷孕期間，紅娟一向很緊張，家人都非常怕她到時產力不足，或造成難產，於是趕緊求助老中醫。

【老中醫問診記】

外公觀察紅娟臉色蒼白，舌苔淡薄，得知紅娟身體虛弱，正氣不足，給她把脈又發現她氣血不暢，陰虛體質。外公說，像紅娟這種情況很容易發生分娩困難，一方面是她身體瘦弱，恐怕產力會不夠，另一方面紅娟現在精神緊張，會讓氣血受阻，氣滯血瘀嚴重影響分娩。

所以，針對可能導致紅娟難產的這兩種原因，外公選用了糯米阿膠粥和白蓮鬚煲雞蛋來進行食療。外公說，白蓮鬚的作用是清心寧神，通腎固精，補血益氣，所以，對分娩前精神緊張有較好的安定作用，能夠起到助產的療效，而糯米阿膠粥也能夠滋陰補虛，恰好對應了紅娟的陰虛體質，所以對紅娟來說是很適宜的兩種方子。

外公特別告訴紅娟，這兩個方子雖然能夠助產，但是白蓮鬚煲雞蛋每週飲用次數應該控制在兩次以內，還有就是這兩個方子只適用於像紅娟這種已經足月的孕婦食用。

紅娟的媽媽回去以後給女兒做粥煲湯，並且不斷地開導紅娟減輕她的心理緊張狀況，最後順利地產下一名小寶寶。

【老中醫病理剖析】

現代女性的平均生育年齡比以前大了許多，而第一胎難產的概率又高一些，加上現在基本上都是生一個孩子，導致分娩困難發生率比以往要高。所以，避免或減少分娩困難的發生是醫生和孕婦都相當關注的問題。

中醫認為孕婦發生分娩困難主要與氣血有關，大致可分為以下幾種原因：一是身體虛弱，生產時體力不支，二是羊水早破，缺少了胎兒出生的必要水液，三是精神過度緊張導致氣血瘀滯不通，氣機不暢。所以中醫治療分娩困難從調理氣血開始做起，給紅娟開的方子便是如此。

另外，現代醫學已經證明，民間一些助產的偏方是不適宜的，比如龍眼雞蛋湯。龍眼不易消化，不能儘快補充體力，而且龍眼是安胎的食物，可以抑制宮縮，這對分娩是不利的。所以，助產的食品要在詢問醫生之後再決定吃不吃。產前吃的食物必須是軟爛的半流質食物，這樣才能儘快消化，將食物轉化為體力，幫助分娩。

還有一個增加產力的食療方，把羊肉、紅棗、紅糖、當歸、黃芪放在一起，加入適量水熬煮至水剩下一半時取湯汁服用。外公說這個方子不僅有助產後安神的作用，還能夠防治產後惡露不盡。

經典食療

白蓮鬚煲雞蛋

【食材】白蓮鬚十五克，雞蛋一個。

【做法】將白蓮鬚和雞蛋一起放入鍋中煲二十分鐘，然後將雞蛋去殼，再放回鍋中煲十五分鐘，煲到大約剩一碗水的樣子即可食用。

糯米阿膠粥

【食材】糯米一百克，阿膠四十克，紅糖適量。

【做法】將糯米煮成稀粥，快熟時放入搗碎的阿膠，再放入紅糖攪勻後煮十分鐘即可享用。

十、產前失眠

茜茜距離預產期還有二十幾天，最近總是失眠，睡著了也是淺睡，稍微有動靜就醒了。

她的婆婆看她氣色不如從前，看在眼裡，急在心裡。

【老中醫問診記】

外公看茜茜精神萎靡不振，臉色枯黃，沒有血色，推測茜茜是失眠了，給茜茜把脈發現她脈象細弱但是很急，於是判定茜茜是產前失眠症。看茜茜一臉不解的神情，外公進一步解釋道：「產前失眠的成因是多種多樣的，也是比較常見的一種現象，這與孕婦的情緒和一些特殊的生活習慣有關，只要治療及時一般沒有大礙，不需要太擔心。」

外公說一來茜茜現在的情況不是很嚴重，二來孕婦也不適宜用藥，所以就建議茜茜食療。外公說像百合（編按）、牛奶、芹菜等都有安神養心的作用，孕婦在產前多吃這些食物可以改善失眠的症狀。

【編按】全世界百合屬植物品項繁多，大約有一百種，有些只能純粹用於插花、觀賞，有些品種則可作為食用和入藥（藥食兼用），百合性微寒平，具有止咳、清火、安神、潤肺等功效，但脾胃不佳、風寒咳嗽、虛寒出血不宜食用。

茜茜聽了外公的解釋才鬆了口氣，回家後就一直讓婆婆給她做百合綠豆牛奶羹和枸杞芹菜葉粥，吃了一週情況明顯好轉，晚上不僅能睡著了，之前盜汗的現象也消失了。茜茜本來還擔心睡不好會造成產期提前呢，現在感覺前所未有的輕鬆，只安心養胎。

【老中醫病理剖析】

按照現代醫學的解釋，孕婦長期仰臥、妊娠期水腫、生理性的疼痛和心理壓力過大都會引起產前失眠。現代醫學治療產前失眠多從心理方面入手，兼用運動和飲食療法。

中醫一般從個人內在的因素出發，認為產前失眠概括來說是由體質虛弱、憂思不解引起的。具體來講與心、肝、脾、腎等都有關聯，其中主要與心神有關，心安才能神定，從而正常入睡。如果思慮過度會傷脾，造成氣血生化不足，心中供養不足，從而導致心神不安，失眠多發。總之無論是哪個器官出現問題都會影響到睡眠。

百合的安神養心作用已經得到了現代醫學證明。百合含有的秋水仙鹼有安神的作用，而牛奶中的色氨酸對產前失眠的孕婦來說也是再好不過的助眠食品。芹菜能夠安神明目，養肝保健，其中的鹼性物質能夠幫助睡眠。

孕婦一般在中後期更容易出現失眠的症狀，因為隨著胎兒的長大，母體如果不能很好地適應胎兒的生長或是營養跟不上都會造成身體不適，引起失眠。所以，應該多吃一些安神養心助眠的食品。

經典食療

百合綠豆牛奶羹

【食材】鮮百合三十克，綠豆六十克，純牛奶一百五十毫升，冰糖適量。

【做法】將百合洗淨，花瓣剝開，綠豆浸泡兩小時，將泡好的綠豆、百合加適量水煮至爛熟，倒入牛奶再煮一會兒，加入冰糖調味即可。

枸杞芹菜葉粥

【食材】芹菜八十克，枸杞二十克，粳米一百克，鹽適量。

【做法】將芹菜和枸杞洗淨切碎備用。將粳米煮成粥，煮熟後放入備好的芹菜和枸杞，稍微煮一會兒，待芹菜煮熟之後，加入少許鹽攪拌均勻即可起鍋食用。

十一、產前焦慮症

靜秀懷孕八個月的時候，開始感覺到有些焦躁不安。晚上睡不好，白天不願意獨處，總是想要人陪在身邊，變得比以前敏感了許多，動不動就胡思亂想，疑神疑鬼的，老公也看她越來越不對勁。

【老中醫問診記】

外公看到靜秀的時候，她還是一副愁眉不展的樣子，給她把脈時發現她脈搏跳動較正常人更快一些。於是外公告訴靜秀說她這是產前焦慮症的典型表現。產前焦慮嚴重時會影響胎兒的生長和出生。焦慮緊張的情緒如果一直持續下去可能會造成早產、流產或是難產等狀況，母親在產後也會出現許多併發症。

看靜秀一副更加焦慮的表情，外公趕緊安慰道，她因為發現得比較及時，所以沒有什麼危害。外公說，現代醫學認為體內缺乏使神經振奮的物質時產生焦慮抑鬱的可能性會增加，而且對孕婦來講，現在採取食療的方法比較安全有效。所以，外公推薦靜秀食用含振奮神經物質比較多的食物，如豆腐、魚、芝麻、核桃等。

回去之後，靜秀就每天早餐吃一碗芝麻糊，每隔兩天喝一次魚頭豆腐湯，喝了兩個星期左右，焦慮的症狀就減輕了，靜秀又堅持喝了一個月，終於趕走了焦慮。

【老中醫病理剖析】

現代醫學研究認為5-羥色胺和Ω-3脂肪酸是控制情緒的主要物質，人體如果缺乏這兩種物質就容易情緒低落，焦躁易怒。所以，抑制焦慮抑鬱的情緒需要想辦法補充這兩種物質。

中醫認為焦慮緊張情緒的產生與心的關係最密切，其次是脾、腎、肝等。外公說，魚頭性溫，是健腦補脾的好食材，現代醫學證明深海魚中Ω-3脂肪酸的含量很豐富，經常食用能夠使人心情愉悅舒適，此外豆製品中這種物質的含量也很高，像芝麻就是其中的一種。黑芝麻能夠潤五臟，滋肝補腎，對於改善情緒有很大的幫助。豆腐是健胃補脾的食物，其中含有的色氨酸能夠轉化成5-羥色胺，能幫助人心情平靜愉悅，安定不良情緒。

現在許多治療焦慮抑鬱症的藥物，其實都是提取5-羥色胺作為主要的鎮定物質，俗話說，是藥三分毒，所以，既然通過食物就可以補充到的物質就儘量不要去吃藥。因為藥物是針對一種狀況研製的，還可能產生副作用，而食物中的營養成分不止一種，所以食療是安全有效的選擇。

經典食療

魚頭豆腐湯

【食材】魚頭一個，豆腐兩百克，枸杞十克，蔥、薑、鹽、料理米酒、雞精各適量。

【做法】將魚頭洗淨，用米酒和鹽醃製十分鐘，去除腥味，然後將魚頭放入熱油鍋中用小火煎成黃色，煎好後加入燒好的開水和薑片、枸杞，開大火煮至沸騰，然後用小火燉煮十分鐘，加入切好的豆腐塊，攪拌均勻，再煮五分鐘即可起鍋，起鍋後放入蔥便可食用。

芝麻糊

【食材】炒熟的糯米粉二十克，芝麻粉六十克，核桃仁十克，白糖、蜂蜜各適量。

【做法】先將炒熟的糯米粉放入碗中，然後放入芝麻粉，攪拌均勻，開始加入沸水攪拌，攪拌好以後稍微放涼一會兒加入蜂蜜，再放入碎核桃仁即可食用。

十二、子宮脫垂

芳茹在分娩的時候難產，現在孩子三個月了，芳茹經常感到下腹墜脹，稍微做一點兒家務活就腰痠背疼。她一直以為是因為自己難產，加上坐月子時落下的病根，遲遲沒有看醫生。

【老中醫問診記】

就在友人的催促下，終於來到外公診間，聽完芳茹描述的症狀，觀察她舌苔淡白，又給她把脈，結果發現芳茹脈象沉弱，氣虛下陷，沖任虛損。芳茹還告訴外公她夜間總是小便頻繁。外公告訴芳茹她這是難產留下的後遺症，從目前的狀況來看是輕度的子宮脫垂，在中醫中一般稱作「陰脫」。

外公說子宮脫垂主要與分娩有關。因為分娩時會造成宮頸和宮頸主韌帶損傷和鬆弛，如果產後不能及時休養調理，造成子宮的支援組織不能恢復到正常的水準，從而造成子宮脫垂。芳茹的狀況目前來看還比較輕微，主要是因為她本身體質比較弱，加之產後氣虛所導致的，在恢復時不需要用藥，採用食療的方法即可。

外公給芳茹推薦了兩道食療子，並囑咐芳茹可以每天飲用兩次黨參升麻小米粥，而二麻豬腸湯則隔一天喝一次，三週為一個療程。

芳茹按照外公的方子吃了一段時間，尿頻和腰痠背疼的症狀果然消失了，小腹也沒有墜脹感了。俗話說「無病一身輕」，芳茹現在身體和心情都好極了。

【老中醫病理剖析】

中醫將子宮脫垂分為三種症狀：氣虛下陷、腎虛不固、濕熱下注，並且針對這三種原因提出了對應的療法。現在子宮脫垂一般多見的症狀是前兩種，即氣虛和腎虛所致的，所以治療應以益氣補腎、固脫升提為主。

產後子宮脫垂的女性大多是不注意產後休息，雖然說坐月子是一個月，但是，民間都知道，在產後的三個月內，女性的身體都是很脆弱的，期間的休息和調養也要注意。在這三個月內，不宜幹稍重的活，還要注意不能便秘，不能長期蹲在地上，因為這些都不利於子宮的復原。

中醫治療子宮脫垂是以「升補元氣」為要，像黨參升麻小米粥和二麻豬腸湯都是適用於氣虛下陷的子宮脫垂，因為黨參能夠益氣補中，治療胎產諸病，而升麻則有升舉陽氣的作用，對子宮脫垂、脫肛等症狀都有療效。

最後，特別提醒子宮脫垂者不能食用生冷和不宜消化的食物，如海鮮和油炸食品等，食物在胃中積聚會導致腹壓升高，加重子宮脫垂。而滑利的食物如白菜、菠菜、絲瓜、黃瓜等則會造成脾胃虛弱，使子宮脫垂不易恢復。所以，子宮脫垂者在飲食上一定要有所注意，否則不經意間就會加重症狀。

經典食療

黨參升麻小米粥

【食材】黨參四十克，升麻十五克，小米一百克，冰糖適量。

【做法】將黨參和升麻煎好後去渣取汁，在湯汁中加入小米煮熟，然後加入冰糖攪拌均勻後即可食用。

二麻豬腸湯

【食材】豬大腸三百五十克，升麻十五克，胡麻仁一百二十克，鹽、味精等各適量。

【做法】將升麻和胡麻仁用紗布包好，放入洗淨的豬大腸中，將豬腸放入鍋中，加入適量清水，燉煮至大腸熟透，將升麻和胡麻仁去掉，加入鹽、味精等調味即可食用。

十三、哺乳期乳腺炎

婷婷坐完月子沒幾天，突然感覺乳房脹痛，用手按壓還有腫塊，感覺很不舒服。而且還發現乳汁流出也不順暢，急得她趕緊向醫生報到。

【老中醫問診記】

外公聽完婷婷的描述，看她皮膚微紅，舌苔發黃，脈弦數，於是告訴她這是氣滯血瘀導致的哺乳期急性乳腺炎的症狀。婷婷說自己平時挺注意衛生的，怎麼會患上急性乳腺炎呢？

外公告訴婷婷，急性乳腺炎不僅僅與個人的乳房衛生有關，現在一般都只要一個孩子，母親第一次哺乳沒有經驗，會導致乳汁鬱積，而乳頭的皮膚比較嬌嫩，原本的鬱積加之寶寶的大力吮吸，很容易導致乳頭破裂，然後細菌就會乘虛而入，造成感染。

外公說，婷婷的症狀還比較輕，如果急性乳腺炎嚴重時會造成乳房組織的大塊壞死，出現高燒等症狀，對媽媽的健康和嬰兒的成長非常不利。婷婷聽完嚇了一大跳，催促著外公給開藥方。外公說婷婷現在處於哺乳期，藥物會滲入乳汁中，對嬰兒不利，所以，推薦婷婷用食療的方法來治療，安全又有效，婷婷目前的症狀需要理氣通乳。

外公讓婷婷回去之後用油菜橘皮飲做成湯飲，每次喝一杯，一天三次，基本上一週左右即可見效。婷婷按照外公的方法回去喝了一週，果然腫塊消失了，也不疼了，乳汁通暢，婷婷終於鬆了一口氣，有了外公這個良方，再也不怕急性乳腺炎了！

【老中醫病理剖析】

雖然現在人們都很注意產後的保養和衛生，但是，產後哺乳期的女性大多還是會患上急性乳腺炎，只是症狀或輕或重而已。女性們對此都比較關注，因為這不僅影響媽媽的身體健康，更影響寶寶是否能獲得充分的母乳餵養。所以，急性乳腺炎的治療在傳統中醫和現代醫學中都是個重點。

中醫將哺乳期急性乳腺炎分為瘀乳症、成膿症和潰膿症三種情況，按照膿腫的逐漸形成而依次加重。一般在瘀乳症的時候人們就會及時發現，通過及時治療基本上都能痊癒，但是如果發現後疏忽大意，就會惡化發展成為後兩種症狀，危害更大，治療也更困難。

瘀乳症需要通乳理氣，活血化瘀。一般肝氣鬱結會加重症狀，所以，疏肝解郁是中醫治療時考慮的重要方面。油菜橘皮飲中油菜性溫，入肝經，能夠解毒消腫，活血補身，肝氣鬱結者宜食。橘皮又稱陳皮，能夠調氣理中，醫書中記載能夠治療「婦人乳癰」，所以橘皮加油菜是治療初期急性乳腺炎比較好的食療法。

中醫主要注重內部調理，其實，現代醫學中的一些方法也很不錯，如按摩乳房、注意哺乳後清洗乳房、保持衛生以及穿衣服要寬鬆適宜等都能夠防治急性乳腺炎，年輕的媽媽們不妨多關注一些。

經典食療

油菜橘皮飲

【食材】油菜、橘皮各適量。

【做法】將油菜和橘皮一起放入鍋中加入適量的清水煮熟，飲用湯汁即可。

十四、乳腺增生

薇兒今年二十五歲，是一家大型跨國公司的主管，事業上頗為得意。但是薇兒卻有著不為人知的煩惱，原來她最近總感覺乳房脹痛，情緒也不好，連帶影響了工作和生活。

【老中醫問診記】

外公看薇兒臉色不佳，額頭上還長有小痘痘，把脈時脈象細小，外公問起薇兒這種狀況持續的時間，薇兒告訴外公說自己上大學的時候就會有月經前乳房脹痛的現象，只是不影響學習生活，還以為是正常現象，沒想到現在嚴重了很多，平時也會很痛，而且疼痛的區域也擴大了。

外公聽完薇兒的話，告訴她這是乳腺增生的症狀。薇兒嚇了一大跳，問外公持續這麼久不會已經很嚴重了吧？外公安慰她說從現在的狀況來看仍然屬於比較輕微的，現在症狀加重與工作繁重，飲食、睡眠不好也有關聯。外公給她開了食療的方子，通經活絡的綠豆芽和絲瓜以及清熱通乳的金針菜等。

薇兒按照外公的方子做了金針菜炒豆芽和絲瓜炒雞蛋吃了十天左右，症狀就明顯減輕了，她又繼續吃了一段時間，到又一次來月經時乳房已經沒有疼痛的感覺了，薇兒由衷地感謝外公的妙方。

乳腺增生是女性常見的乳腺疾病，在現代社會尤其常見。因為女性在家庭和事業中都扮演著重要角色，工作壓力大，生活不規律，睡眠不好等都增加了女性患乳腺增生的風險。

中醫認為，乳腺增生與腑臟功能失和、氣血失調等有重要關係，一般是由氣血凝滯造成的，要想從根本上治療乳腺增生要疏理五臟、調理氣血、調攝沖任、軟堅散結、活血化瘀，從而使乳腺的正常功能得以恢復。

乳腺增生主要與肝腎有關，腎虛或是肝氣鬱結都會導致乳腺增生，所以，治療時疏肝理氣、滋肝補腎是重點。現代醫學證明金針菜富含蛋白質和胺基酸，具有利尿消腫、養血平肝的功效，能夠治療「乳癰腫痛」，綠豆芽也能夠調通經脈，補腎消腫，調和五臟。絲瓜則能夠行氣通絡，化瘀散結，都能對乳腺增生起到治療作用。

提醒女性朋友，平時要多多關注乳房的健康，可以通過按摩保養乳房，也便於及時發現問題，防患於未然。另外，保持愉悅平靜的心情、規律的飲食、良好的睡眠對於減少乳腺增生的發病率也是必不可少的。

經典食療

金針菜炒綠豆芽

【食材】乾金針花二十克，綠豆芽三百克，油、鹽、雞精、醋、蔥等各適量。

【做法】將乾金針花用水泡軟，撈出瀝乾水備用，在熱油鍋中放入蔥花爆香，然後放入金針花翻炒，半熟時放入豆芽和醋，快熟時放鹽、雞精等翻炒均勻即成一道美食。

絲瓜炒雞蛋

【食材】絲瓜三百克，雞蛋兩個，油、鹽、雞精、蔥各適量。

【做法】在熱油鍋中放入蔥爆香，然後放入絲瓜炒至八成熟時倒入打碎的雞蛋翻炒，再加入鹽、雞精等攪拌均勻，淋入香油即可享用。

十五、奶水不足

曉嵐的寶寶兩個月了，一直都是母乳餵養。但是，近一個星期曉嵐感覺奶水不足，孩子老是吃不飽，經常啼哭，孩子才兩個月大，曉嵐還弄不清楚到底是怎麼一回事。

【老中醫問診記】

外公觀察曉嵐面色蒼白，舌苔淡薄，一臉倦怠，把脈發現她脈象細弱，氣虛血虛，於是外公認為曉嵐是氣血生化不足導致的奶水不足之症。見曉嵐一臉不解的神色，外公解釋道：「中醫認為，奶水不足與氣血生化有關，通俗來講，母親營養不良，餵養的方法不當或有些母親由於工作的原因減少餵奶的次數，這些都可能會導致乳汁分泌不足。所以，在日常給孩子哺乳時要注意這些問題，氣血不足的要從益氣補血開始調理身體。」

外公給曉嵐推薦了豬蹄湯、鯽魚通草湯和木瓜煲鰍魚湯，並且告訴曉嵐這三款湯膳都有通乳下奶的作用，對治療產後乳汁分泌不足有良效，民間常用的下奶食療中就有這三種。

曉嵐按照外公的囑咐，回去之後做了這幾種湯膳，幾乎每天都進補，對於外公提到的哺乳方式也加以改善，過了十天左右，曉嵐感覺自己的乳汁分泌明顯增加，寶寶不再因為吃不飽而哭鬧，自己的氣色也變得紅潤起來，曉嵐感到十分開心。

【老中醫病理剖析】

奶水不足是許多產後女性遇到的問題，中醫認為奶水不足是由氣虛血虛和氣滯肝鬱所致，如果產後營養不良就會導致氣虛，從而造成乳汁分泌不足。民間常常流傳著一個說法，說母親的乳汁是血變的。

曉嵐是屬於氣血兩虛型的奶水不足，氣血的虛弱與母親先天的體質虛弱、分娩時失血過多、產後進補不足都有關係。所以給曉嵐的食療都是益氣補血通乳的。木瓜、鯽魚、通草、豬蹄等都是下奶的好幫手。

現代醫學研究表明，鯽魚、豬蹄含有人體所需的蛋白質、脂肪、維生素以及鈣、鎂、鋅等微量元素，能夠補虛，為母體提供分泌乳汁所必需的營養成分。

乳汁分泌不足的產婦有一些禁忌的食物，像韭菜、麥芽等不僅不能下奶，還會有相反的效果——回奶，哺乳期慎食，謹遵醫囑。此外還要保持心情愉快，否則氣行不暢，在體內鬱結也會阻礙乳汁的通暢產出。

經典食療

鯽魚通草湯

【食材】鯽魚一條，通草三十克，豬蹄一隻，鹽、雞精、薑、料理米酒、胡椒粉各適量。

【做法】先將豬蹄清理乾淨備用，放入鍋中加入適量清水煮一段時間，再放入鯽魚、通草、鹽、胡椒粉、薑片等，煮至魚肉和豬蹄爛熟後，加入雞精調味即可食用。

豬蹄排骨湯

【食材】豬蹄三隻，排骨五百克，公雞骨架三百克，白菜一百克，鹽、雞精、薑、料理米酒、海米等各適量。

【做法】將豬蹄、排骨和雞骨架清洗乾淨後放入鍋中，加入清水燒至沸騰，然後撇去浮沫，放入薑、米酒等用大火煮至湯呈現乳白色，將骨頭撈出，放入泡好的海米和切好的白菜，同時加入鹽、雞精攪拌均勻煮熟即可。

經典食療

木瓜煲鰍魚湯

【食材】鰍魚兩條，木瓜一個，杏仁十顆，蜜棗六枚，薑、油、鹽、味精各適量。

【做法】將木瓜洗淨，去核去皮，切成塊狀備用，將鰍魚清理乾淨，下入熱油鍋中見出香味至熟透後盛出。將煎好的鰍魚、薑片、杏仁、蜜棗一起放入煮沸的清水中小火煲一小時，然後放入木瓜，煲三十分鐘，加入鹽、味精調味即可。

十六、產後腰痛

慧慧產後四十天就回公司上班了，上班半個月之後，卻感覺自己總是腰痠背疼。而且工作時坐上兩個小時，就感覺相當難受，精神不振，神色萎靡，同事見狀都催促她去看醫生。

【老中醫問診記】

外公觀察慧慧神色不佳，舌苔薄，舌質紅，把脈又發現她脈象遲沉細小，外公問起其他症狀，慧慧說自己最近睡不好，總是失眠，盜汗，腰痠背疼，情緒暴躁易怒。外公聽後告訴慧慧這是腎虛血虧引起的產後腰疼，除了腰疼之外，其他的都是腎虛血虧的症狀表現。大多數女性都會有產後腰疼的現象，但是只要認真治療還是可以恢復的。

外公告訴慧慧，她的狀況益氣補血、滋陰養腎是關鍵，但是處於哺乳期的她不適宜用藥，食療是最佳選擇。外公建議她食用杜仲羊肉湯，並囑咐她一天兩次，要在空腹時食用。外公說這兩樣食物都摻進了中藥成分，像當歸、黨參、枸杞、紅花等都能夠滋陰補腎，對於慧慧比較適宜。

慧慧按照外公的囑咐，每天都喝杜仲羊肉湯，喝了十天左右，腰痠背疼的現象便減輕了許多，晚上失眠、盜汗的症狀消失了，公司同事也說她的氣色好多了，慧慧真心感激和佩服外公，專門抽空來感謝外公。

【老中醫病理剖析】

產後腰疼是產後女性的普遍現象，有些人經過正確的調理漸漸恢復正常機能，而有些人由於不注意而落下了終身的後遺症。現代女性產後腰疼的症狀尤其常有，因為大部分女性都有工作，產後沒有充分休息就走上工作崗位，長期處在緊張和壓力之中。

中醫考慮到女性產後特殊的身體狀況，對許多病症的護理都是以食療為主，食療既能夠達到治療之功，又能免去藥物的副作用，是人們比較樂於接受的。在治療產後腰疼時，杜仲是名貴的滋補藥材，具有理氣補血，補肝腎，強健筋骨的功效，當歸主要治療血虛的症狀，羊肉對於氣血兩虧和腰膝痠軟以及產後的一切虛症都有補益的作用。

雖然都是產後腰疼，但是成因不同用的食物也不同，像慧慧適合喝杜仲羊肉湯，而對於氣血瘀滯引起的產後腰疼就比較適合喝當歸山楂粥，因為山楂具有理氣活血的功效。

除了食療之外，外公還提醒產後的女性注意休息，同時也要適當地進行鍛鍊，腰部缺乏鍛鍊也不利於產後恢復。像產後久坐、久站、久蹲等都會給腰部造成壓力，容易誘發產後腰疼，要格外當心。

經典食療

杜仲羊肉湯

【食材】杜仲二十克，羊肉三百克，枸杞十五克，黨參、當歸、肉蓯蓉各二十克，生薑十五克。

【做法】將羊肉切成小塊與生薑、枸杞、黨參、當歸、肉蓯蓉、杜仲一起放入砂鍋中加入適量清水燉煮至羊肉熟透，喝湯吃羊肉。

當歸山楂粥

【食材】當歸三十克，生山楂五十克，川芎十克，乾薑五克，紅花五克，桃仁二十克，大棗五枚，粳米一百五十克，紅糖適量。

【做法】將川芎、山楂、紅花、乾薑、當歸一起放入砂鍋中，加水煎炒五十分鐘，取其湯汁，加入適量紅糖備用。將粳米與大棗、桃仁一起放入砂鍋中文火煮成濃粥，再加入備好的藥汁，煮至沸騰即可食用。

十七、不孕不育

嬌嬌與老公結婚五年了，一直懷不上孩子。嬌嬌去醫院做了多次檢查，也吃了許多藥，總不見效，還因為這樣和先生鬧了冷戰，傷害了家庭和諧。

【老中醫問診記】

外公先問了嬌嬌經血量的問題，嬌嬌說她月經不正常已經七八年了，每次都會推遲，經血量少，結婚這麼久了還是會痛經，也吃了許多藥調理，但是只要藥一停立刻就不正常了，甚至後來吃藥也沒什麼用了。外公聽完嬌嬌的描述，認為嬌嬌是精血虧虛、肝腎不足而造成的不孕。

外公說月經不調一定要注意，這很可能是不孕不育的前兆。外公根據嬌嬌的情況給她推薦了兩款食療：蟲草燉雞和當歸羊肉湯。嬌嬌一臉懷疑的表情，心想自己吃了那麼多藥都不管用，吃這些東西會有效嗎？

外公看出了她的心思，告訴她：「食療是最安全的方法，其中加入了中藥，就能夠達到治療效果。當歸、羊肉、蟲草、雞等都有滋補作用，當歸和蟲草又對虛損之症具有良效，非常適用於月經不調引起的不孕之症。

嬌嬌抱著試試看的態度回去之後經常熬湯來喝，喝了有一個月的時間，月經從時間和量上都正常了，繼續吃了兩個月，第三次月經沒來，前往醫院檢查時竟然是懷孕了！嬌嬌和老公都激動萬分，沒想到外公這不起眼的方子竟然這麼管用。

【老中醫病理剖析】

中醫認為「三分醫，七分養」，已經把食療作為重要的方面，治療女性不孕不育的食療子有很多，或是滋肝補腎，或是養血理氣，總之其目的是通過食療調和體內陰陽平衡，以達到治療的目的。

不孕不育的女性大多數是由於月經不調引起的，治療之根本在於滋陰補腎，益氣調血。蟲草燉雞中的蟲草有補腎益氣的功效，能夠肝腎同補，調和陰陽，雞肉則含有人體所需的蛋白質和胺基酸，能夠滋陰補氣。當歸羊肉湯更是大補的食品，當歸可以補血活血，治療月經不調之症，羊肉可以補虛溫肝，同時適用於男性和女性的不孕不育之症。

食療能夠治療不孕不育，而不當的飲食和不好的生活習慣卻會導致不孕不育。所以外公提醒女性在生活中要培養成健康的生活習慣，關注自己的月經情況，如果發現有月經不調的症狀要及時就診，以免造成遺憾。

經典食療

當歸羊肉湯

【食材】當歸二十五克，羊肉五百克，生薑十五克，蔥、鹽、味精等各適量。

【做法】先將羊肉洗乾淨切成塊，用沸水燙一下，去羶味，然後放入鍋中，加入適量清水用文火燉煮，煮至羊肉爛熟，加入事先用生薑和當歸煎好的湯汁兩百毫升，並加入鹽、味精、蔥花等調味，攪勻煮一會兒即成。

蟲草燉雞

【食材】蟲草十條，火腿一根，雞一隻，鹽、雞精、料理米酒等各適量。

【做法】將雞處理乾淨剁成塊，放入鍋中加入適量水和米酒，大火煮沸後用文火煲兩個小時，將煲熟的雞肉和湯倒入燉盅中，放入泡好的蟲草以及鹽、雞精等調料攪勻，再隔水蒸燉一小時即可享用。

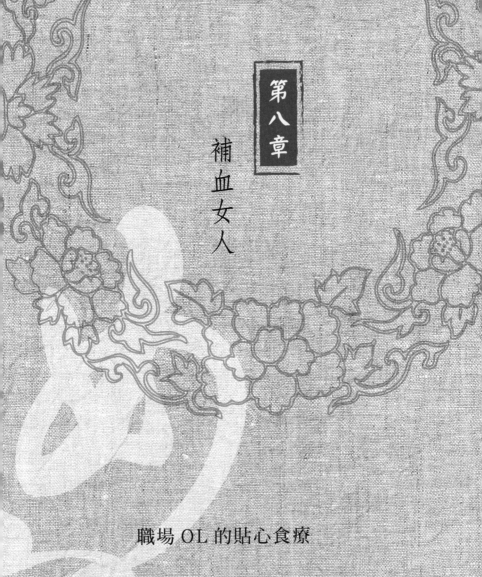

第八章

補血女人

職場 OL 的貼心食療

大多數女性上班族，身體都處於「亞健康」狀態，皮膚乾燥、氣血不佳。

加上面對電腦時間長，久而久之就長了一張「電腦臉」，即臉肌鬆弛，雙下巴，眼部、額頭、脖子出現細紋。長期待在正離子過多的辦公室，肺部吸入有害的正離子，然後通過血液循環系統傳送到全身，影響正常的新陳代謝，造成女性內分泌紊亂、免疫力低下和火氣大等現象。

一、趕走「電腦臉」

有一次，外公的診所裡來了一位臉部「奇怪」的女士，今年才二十六歲的小惠。她的皮膚看起來很乾燥，表情略顯僵硬，額頭和眼睛周圍都出現了本不屬於這個年齡的皺紋，臉蛋鬆鬆垮垮，有輕微的雙下巴，脖子還有腫大的跡象。

【老中醫問診記】

小惠告訴外公，她在外貿公司上班，一上班就得打開電腦處理客戶的訂單和售後等問題，一天下來至少八個小時。自己平時很注意保養肌膚，瓶瓶罐罐沒少用，可就是不知道為什麼還老覺得皮膚缺水，長痘痘甚至色斑。最近就更嚴重了，皺紋都冒了出來，氣色都黃了。

外公把脈後了然於心，小惠長期使用電腦，不但輻射嚴重，氣色枯黃，而且不知不覺中生出一張「電腦臉」，表情冷峻，缺乏笑容。他給小惠推薦了一個食療——紅棗木耳粥，不但防電腦輻射，而且祛除皮膚暗黃。紅棗含有許多對人體有益的微量元素和營養物質，有「天然維生素」的美譽，可以補血美白。經常食用木耳可以恢復皮膚彈性，使肌膚變得嫩滑。

另外，最好養成每天喝一杯優酪乳的習慣。優酪乳是女性美白養顏的佳品，富含益生菌、維生素、蛋白質和礦物質，可以使肌膚長久保持潤澤，由內而外地散發光彩。

其中，優酪乳含有大量的維生素B，也可解決「電腦臉」的輻射困擾。要是沒空煮粥或者自製優酪乳，泡綠茶也不失為一個好選擇，抗氧化，消除輻射。而且茶葉裡面有維生素A，到達人體後能夠快速轉化成維生素A，從而改善視力。

除了飲食方面要注意，外部保養也很重要。白領人士是「電腦臉」的高發人群，外公建議小惠一定要有規律的休息，例如，每一個小時起來走動走動，並且做一下誇張的臉部運動。

半個月後，小惠來複診，她的臉色明顯紅潤了不少，整個人有精神多了。

【老中醫病理剖析】

現在越來越多的職業女性面對電腦時間很長，久而久之就長了一張「電腦臉」，即臉肌鬆弛，雙下巴，眼部、額頭、脖子出現細紋。

另外，電腦運行發熱，散發出大量的電磁輻射，導致空氣中的負離子流失嚴重。白領女性長期待在正離子過多的辦公室，肺部吸入有害的正離子，然後通過血液循環系統傳送到全身，導致人體的體液和血液呈酸性，影響了正常的新陳代謝，毒素排不出去，造成女性內分泌紊亂、免疫力低下和火氣大等現象。外公建議通過滋補的食療和加強臉部運動來預防「電腦臉」或恢復健康的肌膚。

另外，外公推薦番茄，因為它富含番茄紅素。肌膚受到輻射，番茄紅素快速下降，甚至會減少百分之四十六之多，而番茄紅素卻是肌膚的「天然屏障」，阻擋紫外線對肌膚的傷害，促進人體內膠原蛋白和彈性蛋白的結合，保持和恢復肌膚的彈性。

針對「電腦臉」的運動，外公也推薦了一套臉部按摩方法：第一，大拇指輕壓太陽穴，其餘四指由眉心向兩邊按壓額頭；第二，大拇指輕壓太陽穴，食指沿著眼部上下按壓；第三，從鼻唇溝開始，手指往斜上方按壓。

食療能夠治療不孕不育，而不當的飲食和不好的生活習慣卻會導致不孕不育。所以外公提醒女性在生活中要注意培養健康的生活習慣，關注自己的月經情況，如果發現有月經不調的症狀要及時就診，以免造成遺憾。

經典食療

紅棗木耳粥

【食材】紅棗十枚，木耳十克，白米、黑米、紅糖等各適量。

【做法】提前一夜浸泡白米和黑米，白米和黑米比例為一比一；將米放入電鍋，倒入足夠多的水；將紅棗去核洗乾淨，木耳泡開，清洗乾淨，等粥沸騰後加入；待粥煮到黏稠狀時，根據口味加入適量紅糖，攪拌均勻即可。

玉米優酪乳

【食材】玉米棒一條，原味優酪乳一瓶。

【做法】將玉米粒削下來，蒸熟，瀝乾水，用攪拌器打碎，倒入優酪乳中，均勻攪拌後放入冰箱，半個小時後取出食用。

平平即將參加高考，精神壓力大，再加上每天還要處理繁忙的工作，竟發現自己晚上經常睡不著。而且有時候還做很多噩夢，導致第二天上班精神很差，績效也跟著一落千丈。

二、失眠多夢

【老中醫問診記】

外公讓平平仔細描述了自己的症狀。平平每天都會學習到很晚，有時候一天只能睡四、五個小時，但是到睡覺的時候，身體雖然很疲憊，卻一直睡不著，有時候夜裡一連被夢境驚醒好幾次。

外公看她面色微黃，得知她還有輕微的持續上火的跡象，尤其是有些時候常常十分煩躁。外公表示，平平患上的失眠多夢症狀，經常出現在壓力過大的人群當中。有時候精神上的壓力使得身體心脾都有些虛弱，容易煩躁上火，會出現晚上不能安寢的現象。這時候就應當進行精神上的疏導。

外公給她推薦了蓮子百合糖水與糖水蘋果兩個甜點。因為平平是因為壓力過大使得心脾虛弱有燥火引起的失眠，可以用滋陰潤燥的蓮子與百合來配合，效果事半功倍，而蘋果也有鎮定的效果。

平平的媽媽依照外公的囑咐，每天為她熬製這兩種甜品，有時候還讓她帶到公司。堅持了一段時間之後，平平明顯感覺自己睡得踏實了很多，她也將時間做了妥善的分配，注意放鬆休息，最終在高考時取得了不錯的成績，順利捧下鐵飯碗。

【老中醫病理剖析】

近年來因為各個階層人群承受的壓力過大，很多女性因為本來身體就不好而患上失眠。中醫長久以來都有著辨證施治的說法，失眠也是如此。失眠可能是心腎陰虛過重、心腎不和、心脾虛弱還有脾胃失和等原因造成，多伴有多夢的症狀。

長久的失眠易導致燥火上升、神經衰弱，不僅易怒暴躁，而且會使得記憶力、注意力下降，影響生活工作，損害身體健康。此時就應當注意幫補心脾，多吃一些滋陰潤燥、降火泄熱、安定心神的食物，只有心情舒暢愉悅了，精神才會放鬆，自然就睡得好了。

推薦的蓮子百合糖水中的蓮子對女性有很好的滋養作用，不僅能讓心神安定，還能降低血壓。百合在中醫上有幫補心肺的功效，可以止咳，並且對心神有益。晚上失眠多夢、心緒不寧的時候，就食用百合來安神即可。這幾種食物湊在一起，能起到清心潤燥、降火滋陰的作用，讓人的心情更加放鬆愉悅。

糖水蘋果裡，冰糖有生津潤肺的功效，能夠清熱解毒，幫助失眠患者緩解內火虛燥的情況。

蘋果香味特殊，能夠帶來愉悅的感覺，可以幫助緩解壓力帶來的精神緊張，消除心中不良情緒帶來的副作用，還能夠提神醒腦。

造成失眠的原因有很多，如果失眠狀況不嚴重，可以每晚睡前喝牛奶幫助入睡，另外，沖泡一些酸棗仁、珍珠粉之類也有助於改善身體的失眠狀況。

最重要的還是精神上的放鬆，只有精神上先安寧下來，才能在生理上對身體狀況進行調整，否則只是治標不治本。

經典食療

蓮子百合糖水

【食材】乾百合三十五克，枸杞三十克，蓮子五十克，一定量的蜂蜜與冰糖。

【做法】用水浸泡乾百合，大約三小時後，百合能夠輕輕捏碎時，就算泡好了。然後用沸水沖泡枸杞，在枸杞茶涼之後將其倒入冰格中放進冰箱。等這兩樣工序結束，處理蓮子，將蓮子肉剝好，因為蓮心雖苦但能夠清熱去火，最好留著。最後把準備好的蓮子與百合放在鍋中加熱水煮沸，約三分鐘後關火，根據個人口味加蜂蜜或者冰糖，再加入冰箱中準備好的枸杞冰塊，飲用更佳。

糖水蘋果

【食材】蘋果兩個，冰糖適量。

【做法】把準備好的蘋果清洗乾淨後刮掉外皮切成塊，在鍋中放入清水與蘋果同煮，依據個人口味加冰糖，大火燒煮，水開之後換小三至五分鐘就可以關火。待自然冷卻或者放冰箱冷藏後就可以食用了。

三、便秘困擾

敏玲一直深受便秘的困擾，因此她的臉上有一些色斑，而且經常能聞到口氣。敏玲沒有意識到便秘的嚴重性，並沒有特別重視。

【老中醫問診記】

偶然一次，敏玲上班時發現自己雖然肚子脹得難受，卻沒有辦法順利地排便，才在女同事的帶領下找到外公。外公仔細看了看，發現敏玲的臉上有很多色斑，不僅臉色發黃，且有很重的舌苔，帶有輕微的口氣。這就是體內積聚了太多的宿便不能順利排出來導致的。

敏玲對此解釋說，自己一週也就排便一兩次，有時候這樣也不順利，還要在通便潤腸的藥茶幫助下進行排便。外公認為敏玲患的是女性當中十分典型的便秘，主要就是內分泌失調導致的。敏玲並不認同這話，外公再對她解釋道，女性便秘並不是她以為的那麼普通。

首先，女性便秘會影響外表，身體的新陳代謝會因此被打亂，內分泌也不在原來的軌道，這時候會表現為臉部發黃並沉澱色斑，有的還會產生痤瘡與青春痘。

之後，便秘會使體內血液帶有輕微的毒素，長久之後貧血與營養不良便會顯現出來，有的甚至還會導致生育困難。所以這是個大問題。外公根據對敏玲的進一步瞭解，發現她的便秘是因為自己腸胃不好，消化不良才這樣，所以就為她推薦了兩款簡單的小菜——清炒三絲以及涼拌蘿蔔絲，尤其是蘿蔔絲最好生吃。因為蘿蔔生吃能夠使排便通暢，涼拌三絲含有高纖維的白菜豆芽，能夠涼血，可以多吃一些。

在外公的建議下，敏玲連續兩週都在吃這兩種菜，最後很大程度上改善了自己的便秘狀況，現在每天早晨都有了按時排便的習慣。外公還特別囑咐敏玲，即使是身體已經恢復，也要記得常吃這兩種菜餚。

【老中醫病理剖析】

越來越大的生活壓力與繁重工作的壓迫之下，越來越多的女性開始受到便秘的困擾，尤其是白領女性，因為平時普遍沒有機會運動，更是深受其擾。

現代醫學上，便秘症狀主要表現為排便的量、次數有所減少，排便不通暢，不能夠自然有規律地進行排便，或者排便時間間隔太長，這是很常見並多發的病症，在女性當中的比例更是遠多於男性，所以女性更應該注意這一點。

從中醫上我們可以瞭解到，體內有濕毒，脾胃不調和會導致便秘。所以選擇食療可以很好地改善便秘的情況。在選食材的時候要挑選本性偏涼，能夠幫助去除體內火氣的食材，比如外公挑選的蘿蔔與白菜。蘿蔔能夠消積化滯，幫助解除熱毒，清熱化痰。蘿蔔富含維生素C，能夠達到蘋果和梨的近十倍，吃蘿蔔不僅僅有通便的功效，還能夠消炎抗菌，防治心腦血管類疾病。

白菜有輕微的寒性，能夠使腸胃通暢，清熱解毒。其中含有大量的粗纖維，可以使腸道加快蠕動，進而達到促消化的功效。當經常感到心煩並口乾舌燥、大便不夠通暢時，也可以多食用白菜。

豆芽不僅像白菜一樣富含纖維，還有很高的維生素C，十分適合女性，低熱量、低脂肪，不僅通便，還能滋陰潤燥。

所以，清炒三絲、涼拌蘿蔔絲都是便秘女性的首選，如果是體內氣血不足，就不要食用白蘿蔔了，因為它有微寒性，貧血且常有眩暈的話並不太適宜，可以將其換為黃豆芽，改成涼拌豆芽或者紅蘿蔔，功效不變。

經典食療

涼拌蘿蔔絲

【食材】紅白蘿蔔各大約一百克，適量的麻油與蒜蓉。

【做法】將準備好的紅白蘿蔔切絲，在熱水中燙一分鐘左右，不必燙熟就可以撈出，之後將準備好的適合自己口味的香油、麻油、蒜蓉倒進蘿蔔中攪拌均勻，之後即可直接食用。

清炒三絲

【食材】黃綠豆芽各一百克，大白菜一百克。

【做法】先把準備好的白菜切成絲，之後與等量的黃豆芽及綠豆芽在鍋中一起大火炒，直到豆芽跟白菜炒熟並且保持鮮嫩的時候，倒進適量的香油調味，即可起鍋。

四、食慾不振

素娅自從調換崗位後，也許是因為不適應新環境，常常覺得胃口不好。而且就連以往愛吃的菜，也難以下嚥。

【老中醫問診記】

一個多月過去了，本來就苗條的人更加消瘦了。素娅的父母見女兒瘦得厲害，便讓她來外公這裡，看看有沒有什麼方法能強健脾胃。

外公為素娅診脈後，見她不過是食慾減退，就提了兩個促進食慾的妙方。其一是餐前的涼拌菜，以黃瓜絲和海帶絲為佳，可以加入適量木耳，酸酸甜甜甚至帶點微辣，最是開胃。其二是飯前的一杯檸檬水，檸檬性酸，可以有效開胃，但檸檬水中不適宜加冰塊，以免寒性傷胃。

【老中醫病理剖析】

中醫認為，食慾減退是脾胃不和的表現。脾胃失和可能由一些體外原因引起，如情緒消極、睡眠不足、長期食物攝取單一；也有可能是由一些體內病症所引起，如貧血、潰瘍等，因此後者持續時間更長，需要的調養方式也更複雜。上文提到的素婭，身體無其他不適，則屬於體外原因引起的食慾下降。所以，十分需要開胃。

開胃需要一定的刺激，讓腸胃蠕動。這種刺激應該是溫和的，適當的酸、甜、辣、苦（如果喜歡苦味食品的話）都是可以的，而鹹味過重，反而容易引起反胃。冰寒的食物，如冰塊等，雖然也能刺激腸胃，卻容易削弱腸胃的功能，因此也不宜多食。

經典食療

涼拌黃瓜、海帶絲

【食材】黃瓜三十克，海帶二十克。

【做法】將黃瓜和海帶切成絲，涼拌即可，可根據個人口味添加麻油、糖、醋等調味料。

檸檬水

【食材】檸檬一個，溫水五百毫升。

【做法】檸檬切片，放一至兩片到五百毫升溫水中，搖勻即可飲用。

四、「亞健康」狀態

隨著老中醫名氣遠播，求診的上班OL越來越多。她們大都外表光鮮靚麗，然而光鮮外表的背後卻藏有諸多煩惱。像是時常頭疼、耳鳴、眼澀的阿莉，如時常冷汗不止的明寧，如食慾不振、時常便秘的瑩瑩……

【老中醫問診記】

她們中的大多數，身體都處於所謂的「亞健康」狀態，皮膚乾燥、氣血不佳是通病。對於健康狀況不理想的上班女性，外公會開一些對症的中藥；而對於僅有清熱解毒、抗疲減壓、發汗消暑等需求的訪者，外公則會開一些養生茶湯。畢竟辦公室的白領們大都繁忙，偶爾閒暇時，簡簡單單一沖一泡，便可解渴消疲，養生美容，對於她們來說再合適不過。

很多長期飲用「養生茶」的人，回診時會分享自己現在很少遇到頭暈眼花、視力模糊、耳鳴等症狀，工作效率提高了，氣色也比以前好了許多。以往一吹空調便常常咽喉腫痛、一不留神就感冒的小高，現在體質也變好了，不像過去那般「弱不禁風」了。

養生茶之所以效果佳，因為它們比其他食療式更簡單易行，不需要複雜的器具和較長的烹飪時間，因此也更容易養成習慣。長期飲用，效果就更加明顯了。

中國古代茶文化浩瀚精深，養生茶方流傳至今，有很多可供後人借鑒之處。如菊花可以清熱祛風，也可清肝明目，對於眼睛的勞損、頭痛乏力就有不錯的療效。但菊花性涼，女士月經期不宜多飲，泡茶時可加入溫潤的枸杞、紅棗等調和寒性。如果時常牙齦疼痛、牙周炎、暑熱不解、咽喉疼痛，則可以在平時泡金銀花茶飲用，可消暑清熱。金銀花性寒，亦可加枸杞調溫。紅花檀香茶可以改善女性膚質，但鑒於紅花的藥性，經期前後請勿飲用。

暑熱難解，口渴難消，甘草茶剛好對症，利尿止咳，養護腎臟。元氣不足，心神不安，則可以飲用補氣護心的陳皮薑茶。參茶可瀉胃火，增進食慾，但不可多用，以免物極必反，造成胃虛。長期便秘，則可在茶中添加少量大黃。玫瑰花茶可以幫助消化，去除口臭。蘋果也可做茶，對頭痛往往有意想不到的療效。

滋補茶

薄荷綠茶

【食材】薄荷葉六克，綠茶六克，甘草五克，沸水六百毫升。

【做法】混合沖泡，即可飲用。

杭白菊清茶

【食材】杭白菊七克，枸杞五克，沸水五百毫升。

【做法】混合沖泡，即可飲用。

金銀花枸杞茶

【食材】金銀花五克，枸杞五克，沸水五百毫升。

【做法】混合沖泡，即可飲用。

紅花檀香茶

【食材】紅花五克，檀香五克，紅糖二十克，沸水五百毫升。

【做法】將水燒沸，混合沖泡，即可飲用。

陳皮薑茶

【食材】陳皮十五克，生薑十五克，甘草八克，茶葉六克，沸水一千毫升。

【做法】水燒開，入陳皮、生薑、甘草，燙熟後加入茶葉，混合成茶，可根據個人口味添加適量的白糖，即可飲用。

荸薺茅根茶

【食材】荸薺一百二十克，茅根九十克，沸水一千毫升，白糖適量。

【做法】荸薺洗淨去皮，切成碎末，將茅根清洗切段，混入水中，燒沸。可根據個人口味添加適量的白糖，即可飲用。

大黃清茶

【食材】大黃八克，沸水六百毫升。

【做法】將水燒開，加入大黃沖泡，燜煮十分鐘，即可飲用。

滋補茶

蜂蜜菊花茶

【食材】菊花六克，蜂蜜五克，綠茶十克，沸水六百毫升。

【做法】混合沖泡，即可飲用。

甘草清茶

【食材】甘草七克，茶葉八克，食鹽五克，沸水一千毫升。

【做法】將水燒沸，沖入洗淨的甘草和茶葉，攪勻後加入食鹽，即可飲用。

荷葉綠茶

【食材】荷葉六克，綠茶七克，甘草五克，沸水八百毫升。

【做法】將荷葉切碎後混合甘草，加綠茶加水燒開，去除荷葉渣後即可飲用。

參茶

【食材】參片六片，沸水五百毫升。

【做法】將水燒開，加入參片沖泡，即可飲用。

滋補茶

玫瑰花茶

【食材】玫瑰花瓣乾七克，蜂蜜四克，綠茶五克，沸水六百毫升。

【做法】混合沖泡，即可飲用。

靈芝綠茶

【食材】靈芝草八克，綠茶六克，沸水六百毫升。

【做法】將靈芝草洗淨後，切成若干薄片；水燒沸加綠茶，混合沖泡，即可飲用。

蘋果蜂蜜茶

【食材】蘋果一個，蜂蜜六克，沸水八百毫升。

【做法】將蘋果切片，沸水燒開，混合沖泡，濾去蘋果渣，即可飲用。

決明子蜂蜜茶

【食材】決明子八克，蜂蜜四克，沸水六百毫升。

【做法】將水燒開，混合沖泡，即可飲用。

阿岑從事設計工作，對著電腦熬夜加班是常事。久而久之，阿岑感覺自己一對著電腦眼睛便開始疼，視力下降飛快。

六、視力疲勞

【老中醫問診記】

在朋友的建議下，阿岑來到外公的診所，詢問應當如何保養眼睛，有無食療可以緩解她的眼疲之症。外公先是建議阿岑，即便工作繁忙，也要一兩個小時便稍稍暫停工作，讓眼睛休息一下，或閉目養神，或極目遠眺，不然什麼食療都是徒勞。

外公提了兩道食療湯，一道為枸杞玉竹牛肉湯，一道為海參枸杞鴿蛋湯。兩道方子都是以補充蛋白質為主，輔以性質溫和、明目護肝的枸杞，滋補養陰的玉竹或益精氣的鴿蛋，從而達到緩解視覺疲勞的效果。

外公還提到，若非月經期，可以多飲用菊花茶與柿葉茶，也有呵護眼睛的功效。但若在生理期，則不宜飲用寒涼的茶湯。豆類、精瘦的肉類，也可以多食用，以此補充蛋白質。而蛋黃、花生、牡蠣、西蘭花、番茄、核桃等有護眼作用的食品，平日裡也可加入正餐之中。

【老中醫病理剖析】

傳統中醫認為，目開竅自肝，顧名思義，保養眼睛首先從呵護肝臟開始。一般有護肝功效的中藥材，都有一定的明目功效，如枸杞、決明子等。此外，中醫講究人的身體是一個連接在一起的系統，眼睛無法拋開全身臟腑經絡單獨保養，因此，保護眼睛只重視局部的觀念也是錯誤的。

滋養全身經絡，自然從食療開始。前文提到的兩道菜餚，是經過千錘百鍊後的護眼食療古方，以護肝開始，作用於全身臟腑，從而明目。

除了食療，平日裡的按摩乃至針灸對眼睛的護理也是相當重要的。因為針灸需要專業人士，在此略過不表，僅講按摩：將雙手交疊，相互摩擦，待手搓熱後合掌貼合雙目，反復數次，再輕輕揉按太陽穴、睛明穴等眼周穴位；按摩完畢無須急著睜眼，可再保持閉目狀態五到十分鐘，睜眼之後眼睛疲憊感舒緩明顯。外公建議每隔一到兩個小時便按摩一次，睡前還可以用熱毛巾敷眼按摩，效果更佳。當然，在做眼部按摩時有一個重要的前提：保持雙手清潔，避免手上的細菌感染眼部，造成反效果。

特別再三提醒，不管是食療還是按摩，要看到明顯成效，都需要堅持相當長的一段時間。經常看見有人來找外公，說食療和按摩都沒有什麼效果，外公一問起頻率，便都支支吾吾，三天打魚兩天曬網，自然無法對身體做一個系統的調節，看不到療效也不奇怪。

經典食療

枸杞玉竹牛肉湯

【食材】枸杞十五克，玉竹三十克，牛肉一百克，鹽、味精等調味料適量。

【做法】將枸杞、玉竹、牛肉清洗乾淨，放入開水之中，先大火燒開，再使用文火慢燉三個小時以上，開鍋放入適當調料，即成。

海參枸杞鴿蛋湯

【食材】枸杞三十克，鴿蛋五個，海參三十克，薑、蔥、鹽等調味料適量。

【做法】將海參清洗乾淨，切成細條備用；將薑、蔥切成碎末，炒熱後倒入適量水，燒開後放入海參以及鴿蛋。大火熬煮十五分鐘後，開鍋，加入枸杞。接著文火慢燉二十分鐘，根據個人口味加入適量鹽等調料，即成。

七、腦力流失

華美是位IT程式設計師，作為腦力工作者，她越來越感覺到自己有些力不從心。特別是上午上班的時候，工作壓力特別大，往往工作兩三個小時候後覺得胸悶、眼澀、頭昏。

【老中醫問診記】

外公說，中醫認為「腦乃元神之府」，可見腦的重要性。像華美這樣的情況，需要平日多養神、健腦，如果沒有認真對待，任由情況惡化，有可能造成神經衰弱，甚至引起身體的其他病症。養神健腦，首要便是食療，對此，外公建議了兩個食療子：黃豆炒南瓜子和紅棗玉米排骨湯。因為華美工作的性質，她大腦所需的食糧比一般人更多。常見的補腦食品，如核桃、黑芝麻、花生等，平日裡都可以當零嘴嚼用。外公推薦的兩道菜，裡面含有的黃豆、南瓜子、紅棗、玉米，都是補腦養神的佳品，長期食用有極佳的健腦效果。而且核桃、黑芝麻等雖補腦，但過多食用也有上火的風險；而黃豆、紅棗這樣性質溫和甘平的食物，經過恰當的料理，適合長期作為補腦主食。

外公還建議，每日早晨醒來後，可以做一些頭部的按摩，促進大腦的血液迴圈，以迎接一天繁忙密集的工作。按摩時，十指張開，從髮根到髮尾，再從髮尾至髮根，反復大力揉按。工作勞累時，也可用拇指用比較大的力道揉按太陽穴，晚上睡覺的時候也可重複上述按摩過程，才能內外養腦。

【老中醫病理剖析】

腦是人軀體的精髓所在，也是身體之「氣」的高度集聚之處，人的看、聽、讀、寫、思考、記憶等活動，都和腦密不可分。

毫無疑問，大腦的功能是非常強大的，但是再強大也有使用的限度。由於現代生活節奏的要求，人們用腦的程度越來越密集，有時候甚至超出了大腦本身的負荷，那麼大腦就會發出警告——如華美的症狀：眩暈、頭昏、眼澀等。可是往往因為生活的要求，現代人很難降低用腦的頻率，那麼就只能從一些側面彌補，比如食療，比如按摩，這是兩個最常見也最有用的方法。

其實號稱具有補腦效果的保健品很多，往往收效不大。畢竟採取化學合成的東西，很難和真正原生態的食物媲美。外公一貫對「保健品」嗤之以鼻便是這個原因。

外公建議的兩個方子，黃豆炒南瓜子，玉米紅棗排骨湯，都是他本人行醫經驗的總結。若要長期滋補，那麼選用的補品必須是性質溫和的，從這個角度看來，核桃、黑芝麻等都稍微「烈性」了，當然，平日裡當作零食少量攝取也是極好的。

按摩的功效被很多人忽視了，或者因為不正確的按摩方法沒有起到實際上的「健腦」作用。外公說，按摩是需要力度的，輕飄飄的揉按並不能有效刺激到穴位，從而促進血氣暢通。按摩的時候要注意方向的把握，如對頭皮的按摩，由上往下、從下及上都應該包含；對太陽穴的按摩，順時針和逆時針都應該兼顧。這樣方能真正暢通血脈。

經典食療

黃豆清炒南瓜子

【食材】黃豆五十克，南瓜子三十克，豬肉十克，鹽等適量。

【做法】將黃豆、南瓜子洗淨，豬肉切成薄片，將豬肉下熱鍋，炒出香味後放入黃豆與南瓜子，炒熟即成。

紅棗玉米排骨湯

【食材】紅棗三十克，玉米六十克，排骨五十克，鹽等適量。

【做法】將紅棗洗淨去核；將玉米切成若干小塊；將排骨洗淨後切成大小適中的塊。添加清水，熬煮排骨。待水沸騰過一次後，加入玉米和紅棗，熬煮四十五分鐘即成。

八、心煩難眠

失眠、心煩、抑鬱是上班族的通病。冰冰因為經常加班、出差的關係，生活作息很不正常，反應在冰冰身上最直接的便是她眼底的烏青、與年齡不符的大眼袋，以及憔悴枯槁的面容。

【老中醫問診記】

她以前很少失眠，沾床即睡，現在卻是身體明明勞累不堪，躺在床上卻怎麼也睡不著。好不容易入睡，一些輕微的動靜就會讓她驚醒，然後輾轉反側到天明。難得的睡覺時間，也會經常做夢，睡得不踏實。睡眠嚴重不足。

外公說，冰冰需要服用一些能夠安神養心的湯藥，通過內調來解決失眠的問題。他推薦了四種不同類型的安神湯，分別是龍眼蓮子湯、龍眼靜心湯、百合安神湯以及酸棗仁湯。外公對她說，這幾款湯都有健脾、補腎的功效，原材料易得，煎煮方式簡單，白天可以少量飲用。晚上睡覺前，用熱水泡一泡腳，再喝上一杯安神湯，對睡眠幫助極佳。

外公最後說，越是失眠越不能給自己壓力，不能老是想著「要是睡不著怎麼辦」「怎麼總是睡不著」，可以看一些書，覺得困乏了就自然躺下進入睡眠。值得注意的是，睡覺前不宜玩手機、看電視、上網，或進行用腦強度高的工作，不然會讓身體機能處於亢奮的狀態，不利入眠。

聽罷外公的建議，冰冰如獲至寶，表示從當天就開始食用安神湯。大概半年後，冰冰在路上偶遇外公，興奮地向外公表示，自己現在失眠的情況改善了很多，雖然還不能像以前那樣沾床即睡，但起碼夜裡少有做夢，也沒有那麼容易驚醒了。當然，最重要的是自己現在比之前容易入睡得多。

【老中醫病理剖析】

夜裡難以入睡、睡著容易驚醒、夜裡夢多是現在許多人的通病。外公對現在市面上大行其道的失眠藥感到不解，他認為中醫完全可以解決失眠的問題，而且是從內裡調補，滋養身體，可謂治本之道。

但是安眠藥卻是一種「揠苗助長」的方法，通過藥物強行麻痺神經，固然可以得到一時的睡眠，但卻無法像傳統入睡那樣讓臟器休養。更重要的是，久而久之人體習慣了藥物，養成了依賴性，要自主入睡就更困難了。

龍眼蓮子湯主要緩解腎虛、脾虛引起的失眠；龍眼靜心湯則針對血氣不足而引起的失眠；百合安神湯、酸棗仁湯對氣血虧虛引起的心煩、心悸有良好的調養作用。現代社會工作壓力大，腎臟和脾胃多有問題，氣虧又血虛，因此這四種安神湯都可以服用。

此外，平時煮飯時可加入一些紅棗，或用紅糖泡水喝，也會對失眠有一定的緩解作用。這些緩解都是調養身體後釋放出的正面訊號，和安眠藥的治標不治本有本質上的差異。

經典食療

酸棗仁湯

【食材】酸棗仁三十克，麥冬十克。

【做法】將酸棗仁、麥冬洗淨後，搗碎（注：紅棗需要去核），加入六百毫升清水，煎煮至六十毫升湯汁即成（大概需要半小時）。

經典食療

龍眼蓮子湯

【食材】龍眼二十克，蓮子二十克。

【做法】將龍眼、蓮子洗淨，入水煎煮成湯，即可服用。

龍眼靜心湯

【食材】龍眼三十克，丹參二十五克。

【做法】將龍眼、丹參洗淨後，入水煎煮，約五百毫升煎煮至五十毫升湯汁即可，自然冷卻至室溫後食用，睡前服用效果更佳。

百合安神湯

【食材】生百合四十五克，雞蛋一個，冰糖適量。

【做法】將生百合洗淨後入蒸籠，蒸熟後取出，加入蛋黃和水，攪拌均勻，若病人無糖尿病則可加入少許冰糖，繼續煎煮。湯汁沸騰後倒出，自然冷卻至室溫即可食用。

九、骨盆腔炎

菲菲最近發現自己經常發燒，小腹有時候有墜脹感，隱隱作痛，擔心自己是不是患病了。

老中醫：「這可能是帶下病的症狀。」

【老中醫問診記】

外公檢查菲菲口腔時發現她舌苔厚重發黃，且舌頭泛紅，這是體內有熱毒積聚的表現。且菲菲說自己經常便秘，尿液發黃，似有些上火的樣子。把脈之後，外公已經有了判斷，菲菲應該是患上了「帶下病」。

外公問菲菲是不是白帶有些異常，她想了一下，很不好意思地說，自己白帶增多，味道也很難聞，因為有些難以啟齒，所以一直沒有說，只是買了洗液來用，但是好像效果不大。外公表示，這也是帶下病的表現，菲菲極有可能患有盆腔炎。

一聽是盆腔炎，立刻擔心起來，覺得好像是有什麼大問題。外公跟她解釋，盆腔炎是女性比較常見的帶下疾病，通常是因為平時可能不小心沾染細菌或者過於勞累使得身體內部環境出現問題，熱毒聚集在體內，表現為炎症。但是很多女性因為自己患病的位置比較隱私，覺得羞於啟齒，不願意求醫，反而耽誤治療，使得病情加重。這時候注意清熱解毒對身體會有幫助。

外公為菲菲推薦的是清炒蘆筍蝦仁和山藥蘆薈燉百合，這兩種食療都清爽可口，其中蘆筍、山藥、蘆薈與百合都是對女性身體極好的食物，多吃能幫助清除瘀滯，解毒消炎，還能幫助美容養顏。菲菲連續吃了一兩週，就不再有發熱與小腹疼痛的症狀了，白帶也正常了一些。

【老中醫病理剖析】

中醫對盆腔炎的解釋，屬於帶下與痛經的病類，女性因為特殊的生理原因，如果平時不注意保養清潔，或者意外感染，甚至有時候過度疲勞都有可能患上此病。

因為有些女性不願意求醫，會長時間的遭受疾病的困擾，不僅影響生活工作，還會使心情焦慮，有時甚至導致夫妻失和。盆腔炎在中醫上分為好幾種，有熱毒型、濕熱型、瘀血阻滯型、沖任虛寒型和濕熱瘀滯型五類。菲菲應該是熱毒型的盆腔炎。

選取治療盆腔炎的方藥時，可以選用能夠幫助身體活血化瘀、清熱解毒的藥材。在外公推薦的食療子中，蘆薈本身黏滯，能夠幫助下火涼肝，清熱利尿，通便潤燥，還能夠幫助殺菌消炎，對於肝火過旺引起的頭痛、目赤，以及身體內有熱毒導致的便秘腹痛等，都很有用，是非常對症的食物。山藥滋陰養腎，當女性白帶過多的時候可以吃些山藥改善。蘆筍也有清熱解毒的功效，能夠去除邪濕，消炎排毒。女性多吃這些東西，就可以排出身體內的毒素，消除「難言之隱」。

經典食療

清炒蘆筍蝦仁

【食材】鮮蝦仁一百克，蘆筍一百克，適量的蔥薑與鹽。

【做法】把鮮蝦洗乾淨，放在冰箱裡速凍，大約半小時之後就可以將蝦取出來，此時剝殼更加容易，把蝦腸線去掉，弄乾淨。之後處理蘆筍，洗乾淨之後把蘆筍過老的外皮去掉，斜著切成小段。把蔥、薑洗乾淨切成絲。起熱鍋，將蔥、薑在油中煸炒直到能聞到香味，然後放入蝦仁，直到蝦仁被炒至變色，就可以放蘆筍了。片刻後加上適量的鹽，翻炒幾下即可食用。

山藥蘆薈燉百合

【食材】山藥、百合各五十克，蘆薈一百五十克，少量冰糖。

【做法】將準備好的山藥與蘆薈削去外皮，在沸水中燙一下，選飽滿的百合洗乾淨撕成小瓣。之後在鍋中倒入適量的清水，把準備好的山藥、蘆薈與百合一起大火煮開，之後加入適量的冰糖調味，轉為小火燉大約十五分鐘就可以食用了。

十、熱毒口臭

果果今年自大學畢業，參加校內的就業博覽會後，順利取得工作機會，即將成為辦公室女郎。然而此刻，果果卻陷入了焦躁之中。原來她一直飽受痤瘡粉刺的困擾，說話的時候也常常有口臭。

果果來外公這裡的時候，憂心忡忡地說道，她實在不想以現在的模樣進入職場。有親戚說她現在這樣痘痘不斷、便秘口臭是身體毒素太多的原因，需要進行排毒。於是，她慕名找到了外公。

【老中醫問診記】

外公說，中醫的「毒」是指環境中的「邪氣」從肌表、五官等部位進入身體，這無法避免。但人體可以通過正常的代謝，讓「毒」從五官、肛門、汗液等地排出，從而達到平衡。如果身體機能有所破壞，那麼「毒」就會在體內累積，對身體不利。因此，與其說排毒，不如說是「袪邪」，後者才是中醫的說法。

外公進一步說，果果的症狀屬於熱毒，濕熱而血瘀。他建議果果每日多喝一些蜂蜜檸檬茶，可潤腸通便。平時吃飯的時候，可以吃一些蘿蔔絲、海帶絲、黑白木耳、黃瓜這樣的涼拌菜餚，去熱毒和血瘀。將犯身體的「邪氣」驅走，痘、口臭等便會消失。外公還建議果果晚上不要熬夜，早晨最好在八點前起床，養成符合臟器活動規律的生活習慣，有利於身體早日恢復理想的狀態。

【老中醫病理剖析】

嚴格地說，中醫上其實並無關於「排毒」的記載。對於犯身體的「邪氣」，中醫劃分為陰、陽、寒、熱、燥、濕等多種類型。對應不同類型的邪毒，中醫會採用不同的方法祛除，如發汗解表，如利濕消腫等。最終，讓身體達到一個平衡的狀態。

這幾道方中，蜂蜜檸檬水可以刺激胃腸蠕動，滋潤腸胃，讓身體中的邪毒加速離開。蘿蔔味甘而性良，可以養血清血，對於血瘀引起的邪毒有緩解作用。海帶則性寒，不宜多食，但適當食用可以祛濕降火。木耳養肺利胃，可以清熱毒。黃瓜滋陰，可以促進人體的新陳代謝，能夠治療濕熱引起的症狀。

經典食療

檸檬蜂蜜茶

【食材】檸檬一個，蜂蜜五克，溫水五百毫升。

【做法】將檸檬切成片，放入溫開水中，加入蜂蜜即成。

經典食療

清拌雙色蘿蔔絲

【食材】胡蘿蔔一個，白蘿蔔一個，麻油、糖等調味料若干。

【做法】將胡蘿蔔、白蘿蔔切成絲，加入麻油、糖、醋等攪拌均勻即可。

海帶拌木耳

【食材】海帶四十克，黑白木耳各二十克，麻油等調味料若干。

【做法】將海帶、木耳切成絲，混入麻油等涼拌即可。

酸甜黃瓜

【食材】黃瓜一根，紅糖五克，陳醋三克。

【做法】將黃瓜去皮切成片，加入紅糖與醋涼拌。

十一、疲乏勞損

阿黛生育後重回工作崗位，覺得自己面對原本遊刃有餘的工作，開始有些力不從心。那種工作的疲憊感不斷累積，讓她從身到心都覺得勞累，脾氣也漸漸暴躁起來。

【老中醫問診記】

阿黛焦慮地對外公說，是不是自己高齡產子，傷了身體的根本，所以產後一直沒有恢復過來？外公發現她的身體長期負荷過重，肝腎、心肌、氣血、筋骨都有一定勞損。生子的過程只是將埋藏的病痛提早激發出來而已。人的臟器勞損，氣血不足，怎麼可能不感到勞累呢？

阿黛忙問外公應該如何調養身體，外公推薦了四味中藥材，分別是：何首烏、黃芪、三七和枸杞。何首烏可以炒雞丁，降血糖又養肝護腎；黃芪可以燉粥，也可以清炒黑魚，乃補氣血的聖品；三七炒蛋是簡易的家常菜，材料簡單，烹飪容易，適合白領人士；枸杞豬肝湯既可增強體質，又可補血明目。四味妙方齊下，可以有效幫助勞損的臟器恢復，補足虧虛的血氣。

後來阿黛複診的時候，外公看她整個人彷彿都年輕起來，精神面貌煥然一新。據阿黛自己說，現在工作起來有活力多了，久坐在電腦桌前，也不會感覺到身體沉沉，頭暈腦脹。

不管是何首烏、黃芪、三七還是枸杞，加入食物中都可以對身體進行調補，增強體質，抵抗疲勞。若四者混合進補，則能幫助身體機能較為全面地復原。

何首烏緣起宋代中醫著作《開寶本草》，裡面記載何首烏可以「長筋骨，益精髓，延年不老」。雖然延年不老有些誇張，但何首烏在抗疲勞、促進人體肌血再生方面的作用不容否認。

現代中醫經過進一步研究，發現何首烏對神經衰弱也有一定的治療作用。因此，壓力過大的人群服用何首烏，一定程度上可以減壓。何首烏適合與雞肉一起烹飪，可以護肝、養腎，對於壓力大引起的肝腎早衰、精神疲乏有緩解作用。

黃芪在中醫裡是補氣的聖品，這在前文中已經多次提及，在此不再贅述。而現代對黃芪的藥理解剖表明，黃芪可以改善心肌供血不足。人疲乏的一大表現便是大腦與全身臟器缺氧，心肌供血不足，從這個角度，黃芪的抗壓作用不言而喻。

一代中醫翹楚趙學敏在其著作《本草綱目拾遺》中，多次提及三七的補血效果，如「人參補氣第一，三七補血第一」等，三七補血效果可見一斑。三七黃芪同時進補，補氣血再合適不過。

枸杞的作用可謂全能。《本草匯言》中便說枸杞「氣可充，血可補，陽可生，陰可長」，是中醫藥材裡極少數適合全部體質的調養佳品。至於枸杞的效果，用《神農本草經》裡的一句話便可說明——「久服堅筋骨，輕身不老，耐寒暑」。筋骨強健，則做事身輕如燕，自然不感疲乏。

經典食療

麻油三七炒蛋

【食材】三七一百八十克，麻油十五克，新鮮雞蛋三顆，鹽、味精等各適量。

【做法】將新鮮的雞蛋打散，加入少量水備用；將三七洗淨，切成小段，倒入雞蛋液中，攪拌均勻。將鍋燒熱，倒入麻油，再將雞蛋和三七倒入，煎至蛋兩面變成金黃色後，關火即成。若擔心三七有腥味，可事先用熱水燙開，再用麻油米酒等醃製。

豬肝枸杞湯

【食材】豬肝一百五十克，枸杞三百克，五花肉（可替換為瘦肉）九十克，雞蛋兩顆。

【做法】將枸杞洗淨加水蒸煮。豬肝和豬肉洗淨，可加入適當米酒醃製，切成薄片後倒入雞蛋清中，攪拌均勻。加入料理好的豬肉豬肝與蛋清，文火慢燉半個小時，即成。

經典食療

雞丁清炒何首烏

【食材】雞肉五百五十克，何首烏約六十克，冬筍六十克，辣椒八十克，料理米酒、鹽、味精、澱粉等適量，薑、蔥各十五克，蛋清兩個。

【做法】雞肉洗淨切丁備用；冬筍切丁備用；何首烏用砂鍋熬煮一小時，取藥汁備用；雞肉用米酒、澱粉、蛋清醃製調味，在油鍋裡煎至五分熟，取出備用；辣椒切丁混合冬筍下鍋炒出香味。將適量何首烏汁、米酒、澱粉等混合均勻。將鍋燒熱，下薑蔥、辣椒、冬筍等，爆香後倒入雞肉與混合好的何首烏汁，入味燒熟即成。

黃芪炒黑魚

【食材】黑魚六百克，新鮮香菇四百克，黃芪三十克，蔥十克，薑五克，黃酒十二克，味精、鹽等各適量。

【做法】將黑魚頭部切下，鱗片刮除，內臟去除，清洗完畢後切成薄片。將薑、蔥沖洗後切末，抹鹽調味可去腥入味。黃芪洗淨後入鍋，煎煮一個小時左右，直至熬成黃芪濃縮汁，取約一百毫升備用。將香菇切成片入鍋清炒，待五分熟時添加黃芪汁煎煮。待到沸騰，則可加入黑魚片，適當添加米酒、蔥薑、鹽等調料炒勻，即成。

生活節奏快速的現代社會，抑鬱是一個常見名詞。得了抑鬱症的人無比煩惱，三十一歲的緩緩就遇到了這樣的困境。

十二、抑鬱症

【老中醫問診記】

緩緩聽說中醫能夠有效抗抑鬱，經人介紹便找到了外公。她告訴外公，自己近幾個月以來老失眠，沒胃口，對什麼事情都不是很感興趣，所以總覺得自己哪裡有什麼病，渾身都不自在。

外公認為，緩緩情況較輕，所以應該以自我調節為主，配以中草藥治療。首先，緩緩需要的是養心安神，外公參照了東漢醫聖張仲景的名方，讓她早晚各喝一次甘麥大棗湯。它的主要材料是六十克浮小麥、二十克甘草和十五枚去了核的大棗。

或者飲用綠茶和酸棗仁水也是行之有效的辦法，早上八點以前喝綠茶，和晚上睡前喝一杯酸棗仁水。綠茶葉含有生物活性物質咖啡因，能夠使高級神經中樞保持興奮，消除疲憊感，改善白天昏昏欲睡的狀況；而酸棗仁水相反，能夠抑制中樞神經系統過度興奮，提高夜晚睡眠品質，兩者相互配合，事半功倍。

對於抑鬱症，不能單靠藥物，積極主動的心理療法至關重要，所以外公建議緩緩不要當中年宅女，應該要經常出去走走，做一下戶外運動。廣交益友，傾吐心事，不把煩心事壓放在心裡，抑鬱就不會惡化。

【老中醫病理剖析】

人到中年毛病多，女人一定要愛自己，對自己好一點。外公特意總結了十大食療，為女性健康導航，有問題就要適時解決，沒問題就要及早預防。

一、女性要多吃魚類抗抑鬱，她們內分泌激素波動較大，情緒也隨之上下起伏，比男性更容易出現情緒問題，容易患上抑鬱等精神疾病。有些魚類，例如沙丁魚和三文魚，富含ω-3脂肪酸，能夠有效抗抑鬱。

二、香蕉能夠緩解痛經，它含有大量的維生素B_6，能夠安神，減輕腹痛，提高睡眠品質。

三、蜂蜜牛奶也可以緩解生理期的種種不適，因為牛奶含有鉀元素，減少血量、防止感染、緩解疼痛效用俱佳。而蜂蜜富含鉀元素，如上所說，可以安神，減輕心理負擔。

四、豆漿或者其他大豆製品可以維持體內性激素平衡。大豆富含異黃酮，這是天然的類雌激素，若雌激素少於正常所需水準，會損害女性的生殖系統及性功能。

五、紅皮蔬果可以預防婦科腫瘤，紅蘋果、紅辣椒等食物含有特有的植物化學成分，對婦科腫瘤有抑制作用，可降低其對雌激素的敏感度。因此，能夠減少女性患腫瘤的概率。

六、每天要補鈣，中老年婦女的攝入量至少為一千毫克。不缺鈣的女性患卵巢癌的機率，比缺鈣者低百分之五十左右。

七、海帶和全麥食品可以預防乳腺疾病。海帶富含碘元素，促使垂體前葉生成黃體生成素，刺激卵巢濾泡黃體化，平衡雌激素水準，因此，可以防治乳腺增生等婦科疾病；全麥食品也是控制雌激素穩定的良品之一。

八、蒜類食物可以防治黴菌性陰道炎。大蒜富含蒜素、大蒜辣素等成分，是殺菌的天然物質，能夠有效控制白色念珠菌在女性的陰道「肆虐」。

九、適時補鐵，由於特有的生理結構，女性出血多，生孩子出血，生理期也要出血。因此，要多吃瘦肉、動物內臟、菠菜等含鐵量高的食品。

十、多吃含鎂元素食品，防治偏頭疼。很多現代女性都是腦力勞動者，用腦過度，對鎂的需求量多，平時應該多吃豆類、堅果、海產食品等。

經典食療

檸汁三文魚

【食材】三文魚塊，檸檬汁，鮮貝露，魚露，適量蔥末、薑絲、黑胡椒粉。

【做法】把三文魚塊洗乾淨，加入蔥末、薑絲、鮮貝露、魚露、黑胡椒粉醃製，攪拌均勻後靜置半個小時；熱鍋放油，用中小火煎魚塊，八成熟的時候再加一點蔥末和薑絲；熄火後，添加幾滴檸檬汁，裝盤食用。

茄子煲沙丁魚

【食材】沙丁魚七至十條，茄子兩至三條；適量蒜片、豆豉、紅辣椒、白胡椒粉。

【做法】分別用小火煎沙丁魚和茄子，四五成熟即可；爆香蒜片、豆豉和紅辣椒；把沙丁魚和茄子轉移到砂鍋中，把爆好的輔料鋪在上面，開火煮十五分鐘後，撒入一些白胡椒粉即可。

十三、隱性更年期

曉菁今年三十八歲，還不是進入更年期的年紀，卻早早出現了早衰的症狀。

現在中年女性患上隱性更年期的概率逐年上升，曉菁只是其中之一而已。

【老中醫問診記】

現代女性上班工作壓力大，下班生活壓力大，缺乏有效的發洩管道，久而久之，焦慮和抑鬱就找上了她們，人也會丟失了靚麗的外表。而曉菁的主要問題有三個：皮膚皺紋、肌膚乾燥、容顏失色。

針對這三個問題，外公給她開了三個食療方。第一，靈芝燉豬蹄湯。主要材料是一個豬蹄和十二至二十克的靈芝，加入輔料米酒、鹽、蔥末、薑片一起燉到豬蹄爛熟。第二，豬脊肉大米粥。將豬肉切細，用植物肉炒六七成熟，倒入大米粥裡一起熬熟。最後撒入些許花椒和食鹽，攪拌食用。第三是銀耳枸杞雞肝粥。它的材料主要是八十至一百二十克雞肝，十至十五克銀耳，十至十五克枸杞，五至十克茉莉花。

經過一段時間的調理後，曉菁的早衰症狀得到了緩解，漸漸地恢復了青春活力。

補鈣可以幫助女性延長壽命，預防早衰。鈣可以維持體內血脂的平衡，提高骨頭的代謝能力，減少患高血壓的概率，保護腸道健康。因此，每天食用一定量的乳製品和魚類，有益女性健康。

現在，有很多人在補鈣方面的知識出現了一些誤解，外公特意做出了相關的解釋。有人宣稱，牛奶富含蛋白質，大量飲用會讓女性體質酸化，使鈣流失。實際上，牛奶的蛋白質沒有傳說中那麼高，一般只有百分之三左右，真的高的成分是水分，有大概百分之八十七之多。值得關注的是，除了富含鈣、鉀、鎂，牛奶還有維生素D、乳糖和人體必需的胺基酸，這些營養物質還會促進鈣的吸收。牛奶是弱鹼性食品，不會讓女性體質酸化，使鈣流失。

內酯豆腐補鈣效果不大。大豆確實含有大量的鈣，然而，內酯豆腐水分高，鈣含量和蛋白質含量相對較少，況且一般的凝固豆腐會加入含鈣的凝固劑，而內酯豆腐加入的是葡萄糖酸內酯。

天天喝骨頭湯，有可能還會缺鈣。大家都知道骨頭很硬，想要骨頭裡面的鈣完全煮出來不是一件容易的事情。要想通過骨頭湯來補鈣，外公告訴大家一個小技巧，倒入一湯勺醋，用小火燉上兩個小時。

另外，用醋燉骨頭，不能用高壓鍋，最好的用具是砂鍋，以免有過量的鋁融到骨頭湯裡面。

經典食療

家庭版諸葛烤草魚

【食材】一條草魚，沙拉油，醬油，薑片，蒜片，蔥末，甜麵醬，胡椒粉，食鹽，花椒，豆豉。

【做法】根據鍋的大小將魚片成幾大塊，瀝乾水分，加入上述輔料醃製；三個小時後，取出醃製好的魚，擦乾表面水分；在平底鍋刷一層油，開始烤魚；五分鐘後再次加入適量輔料和清水，十至十五分鐘後就可以起鍋了。

雙皮奶

【食材】雞蛋，純牛奶，適量白糖。

【做法】煮熱純牛奶（不是煮沸），馬上倒入碗裡，待其結出奶皮，用牙籤或筷子把奶皮捅破，把奶轉移到另外一個碗裡；原來的碗留少量的奶，以免奶皮粘住碗底，備用；打蛋清，並加入些許白糖；將蛋清液倒進牛奶中，攪拌均勻；過濾掉最上面那層泡沫後，將蛋清牛奶重新倒回原來的碗裡，這時，奶皮緩緩地浮了起來；用保鮮膜把碗包住，蒸十五分鐘，關火後靜置三分鐘再打開；打開後可直接飲用，也可加入薑汁或新鮮果汁食用。

十四、心緒不寧

小晴是一位準媽媽，懷孕後期家人發現她經常情緒失控，有時候心煩起來就會大發脾氣。除此之外，她還經常晚上睡不著覺，一有點聲音就會驚醒，精神越來越不好，讓家人都不知該怎麼辦才好。

【老中醫問診記】

外公問診後瞭解到，小晴現在經常會有極悲觀的想法，時常擔心受怕，非常敏感，有時一句話就會讓她忍不住哭起來。還表現出夜晚難以入睡，失眠多夢，有時候身體感到十分疲憊，甚至反應也開始遲鈍起來。一開始都以為是懷孕的正常反應，直到最近情況過於嚴重才前來就診。外公解釋這是典型的神經衰弱症狀。

在中醫上，神經衰弱表現為鬱鬱不安、失眠疲乏、心悸心慌等症狀，孕婦因為特殊的身體原因導致心腎不和，脾臟虛弱，此時就容易患上神經衰弱。外公為小晴推薦了兩種適合女性滋補的湯粥，分別是草莓粥與紅棗銀耳蓮子湯。草莓富含維生素，紅棗補腎益氣，能幫補體內血氣，都十分適合身體虛弱的女性，對治療神經衰弱有很大的幫助。因為小晴在孕期，吃這兩種粥湯不僅沒有什麼副作用，而且味道清淡可口，十分合適。

經過一段時間的調養，每天都堅持喝一些草莓粥或者紅棗銀耳蓮子湯之後，小晴的精神好了很多，人也恢復了往日的樂觀，面色也紅潤了。她與家人都很感謝外公。

【老中醫病理剖析】

神經衰弱在女性當中的發病率遠高於男性，這是因為女性更容易造成脾腎虛弱，心情鬱結的狀況，從而引發神經衰弱。

中醫將神經衰弱分為「鬱病」「虛勞」「心悸」「失眠」四部分，即使是神經衰弱也有不同的原因，辨證可以分為三種，一是肝氣鬱結所致，一是心腎不交，還有心脾皆虛。小晴的狀況應屬於心腎不交，表現為心悸難安、煩躁不堪、失眠盜汗、健忘、腰膝痠軟等，這時候就可以吃一些幫助滋陰潤燥，使得心腎通交的食物了，像糯米、百合、紅棗、枸杞、酸棗仁、銀耳等都可以。

在外公推薦的紅棗銀耳蓮子湯中，紅棗因為性味甘平，能夠補氣補血，可以使心肺滋潤，對改善身體虛弱有幫助。當精神十分緊張的時候，一般會心煩失眠，就可以服用有鎮定作用的紅棗。而紅棗中含有大量對神經衰弱人群十分有益的維生素C。銀耳能夠開胃補脾，幫助清腸健胃、補中益氣、補腦安神，還能滋陰潤燥，是虛不受補的病人可以食用的極好補品。所以這道湯能夠幫助小晴儘快擺脫神經衰弱的困擾。

草莓粥中的草莓含有大量的維生素C，含量比蘋果和葡萄要高出百倍，可以幫助神經衰弱病人很好地補充所需的維生素。還能夠補血，改善體虛，有健胃清肺的功效。

經典食療

草莓粥

【食材】鮮草莓一百克，粳米一百克，紅糖二十克。

【做法】把鮮草莓洗乾淨之後倒入碗中，研磨成糊狀。之後加水將準備好的粳米煮成較黏稠的粥，把處理好的草莓與紅糖加入其中攪拌均勻。等待草莓粥煮沸之後就可以盛出來食用了。

紅棗銀耳蓮子湯

【食材】紅棗，銀耳，薏米，枸杞，蓮子各適量。

【做法】先把銀耳泡好，待銀耳泡發之後將其洗乾淨，撕成小朵狀。之後把處理乾淨的銀耳與蓮子、紅棗、薏米一起放入鍋裡慢慢熬煮，加水燉幾個小時。最後可以根據個人口味決定是否加冰糖調味，在燉好之後加入枸杞，待放涼後即可食用。

國家圖書館出版品預行編目（CIP）資料

女寶：養氣 x 美容 x 補血 x 調經 x 求孕一次到位：完全解決 116 種女性常見經典食療 / 朱惠東編著. -- 第一版. -- 臺北市：博思智庫, 民 104.05　面；公分
ISBN 978-986-91314-3-8（平裝）

1. 偏方 2. 食療

414.65　　104006081

預防醫學 07

女寶：養氣 x 美容 x 補血 x 調經 x 求孕一次到位
——完全解決 116 種女性常見經典食療

編　　著｜朱惠東
編　　審｜陳品洋
執行編輯｜吳翔逸
文字校對｜陳浣虹、廖陽錦
美術編輯｜蔡雅芬
行銷策劃｜李依芳

發 行 人｜黃輝煌
社　　長｜蕭艷秋
財務顧問｜蕭聰傑
出 版 者｜博思智庫股份有限公司
地　　址｜104 台北市中山區松江路 206 號 14 樓之 4
電　　話｜(02) 25623277
傳　　真｜(02) 25632892

總 代 理｜聯合發行股份有限公司
電　　話｜(02)29178022
傳　　真｜(02)29156275

印　　製｜皇城廣告印刷事業股份有限公司
定　　價｜350 元
第一版第一刷　中華民國 104 年 05 月

ISBN　978-986-91314-3-8
© 2015 Broad Think Tank Print in Taiwan

本書中文簡體出版權由天津科學技術出版社有限公司授權，同意由博思智庫股份有限公司出版中文繁體字版本。非經書面同意，不得以任何形式任意重製、轉載。

原書名《外公是個老中醫 3：中醫悉心調養，女性煩惱不用慌》

版權所有　翻印必究　　本書如有缺頁、破損、裝訂錯誤，請寄回更換

博思智庫股份有限公司
博思智庫粉絲團　Facebook.com/broadthinktank

精選好書 盡在博思

Facebook 粉絲團 facebook.com/BroadThinkTank
博思智庫官網 http://www.broadthink.com.tw/
博士健康網 | DR. HEALTH http://www.healthdoctor.com.tw/

預防醫學書系

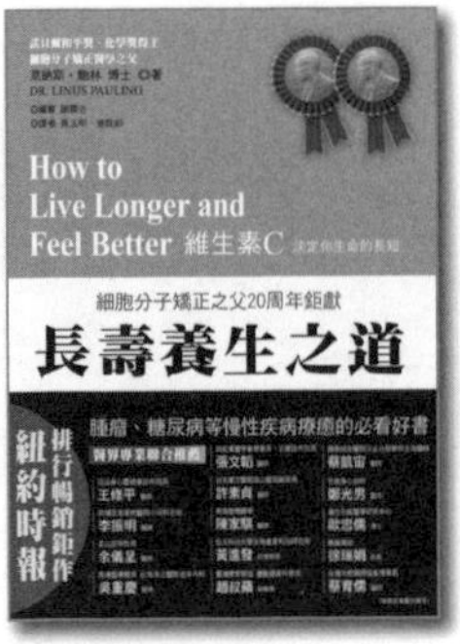

長壽養生之道
細胞分子矯正之父 20 周年鉅獻

萊納斯．鮑林 博士 ◎ 著
黃玉明、曾院如 ◎ 翻譯
定價 ◎ 280 元

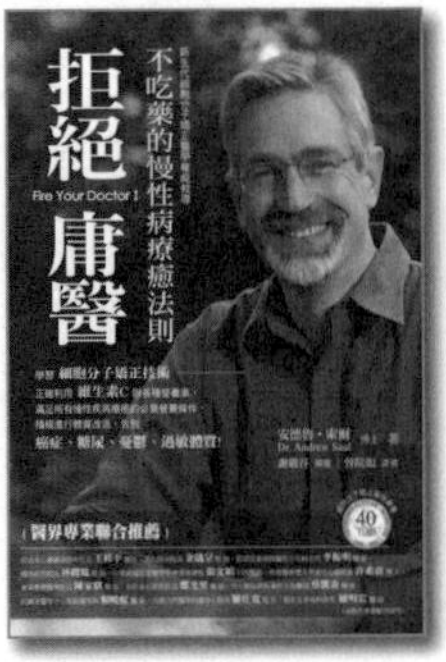

拒絕庸醫
不吃藥的慢性病療癒法則

安德魯．索爾 博士 ◎ 著
曾院如 ◎ 翻譯
定價 ◎ 320 元

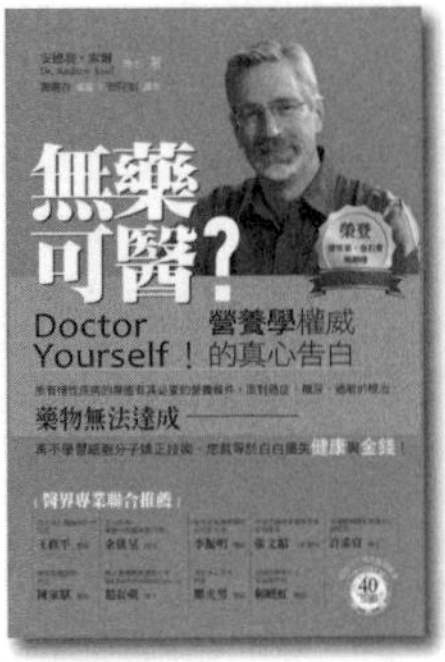

無藥可醫？
營養學權威的真心告白

安德魯．索爾 博士 ◎ 著
曾院如 ◎ 翻譯
定價 ◎ 280 元

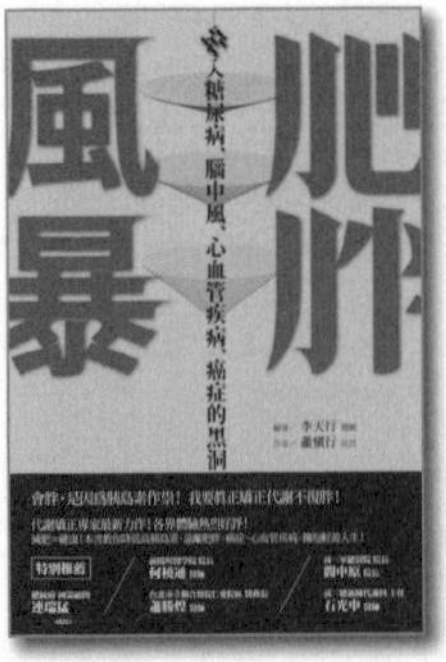

肥胖風暴
掉入糖尿病、腦中風、心血管疾病、癌症的黑洞

蕭慎行 院長 ◎ 著
定價 ◎ 280 元價

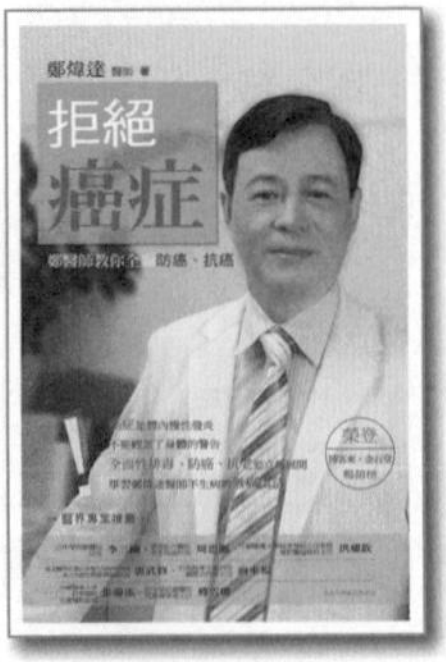

拒絕癌症
鄭醫師教你全面防癌、抗癌

鄭煒達 醫師 ◎ 著
定價 ◎ 280 元

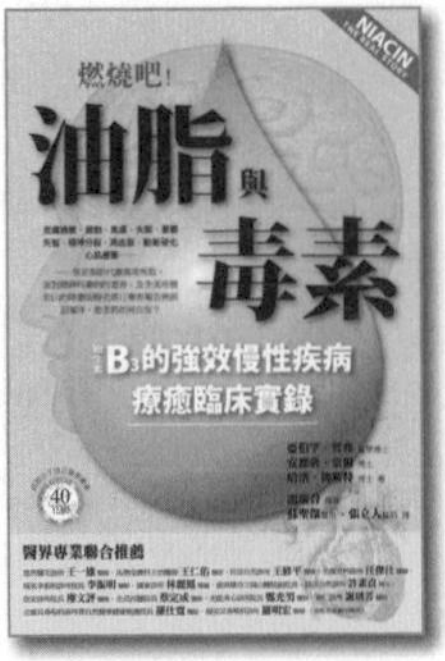

燃燒吧！油脂與毒素
B3 的強效慢性疾病療癒
臨床實錄

亞伯罕．賀弗、安德魯．索爾、
哈洛．佛斯特 ◎ 著
謝嚴谷 ◎ 編審
蘇聖傑、張立人 ◎ 翻譯
定價 ◎ 280 元